药师处方审核案例版培训教材

疼痛用药

总 主 编　吴新荣

副总主编　王景浩

主　　编　王若伦　唐　波

副 主 编　冯　霞　卢钧雄　周　娟

编　　者　(以姓氏笔画为序)

王若伦 (广州医科大学附属第二医院)

王景浩 (暨南大学附属第一医院)

卢钧雄 (广州医科大学附属第二医院)

冯　霞 (广州医科大学附属第二医院)

周　娟 (广州医科大学附属第二医院)

唐　波 (广州医科大学附属第二医院)

中国健康传媒集团

中国医药科技出版社

内 容 提 要

本书是药师处方审核的培训教材，全书以疼痛科处方审核的法律法规文件等为基本依据，对急性疼痛、退变性疼痛、代谢性疼痛疾病、神经病理性疼痛、头痛、癌症疼痛等处方审核要点进行了详细说明，并以处方实例的形式解析处方问题，通过疼痛管理案例，将学习与实践相结合，对药师日常的处方审核工作具有切实的指导意义。本书内容简明扼要、实用性强，可供临床药师、药店药师使用。

图书在版编目（CIP）数据

疼痛用药 / 王若伦，唐波主编 . —北京：中国医药科技出版社，2022.3（2024.8 重印）
药师处方审核案例版培训教材
ISBN 978 - 7 - 5214 - 2503 - 1

Ⅰ . ①疼… Ⅱ . ①王… ②唐… Ⅲ . ①疼痛—用药法—职业培训—教材 Ⅳ . ①R441.1

中国版本图书馆 CIP 数据核字（2021）第 100109 号

美术编辑 陈君杞
版式设计 诚达誉高

出版 **中国健康传媒集团** | 中国医药科技出版社
地址 北京市海淀区文慧园北路甲 22 号
邮编 100082
电话 发行：010 - 62227427 邮购：010 - 62236938
网址 www.cmstp.com
规格 710×1000mm $\frac{1}{16}$
印张 11
字数 208 千字
版次 2022 年 3 月第 1 版
印次 2024 年 8 月第 2 次印刷
印刷 大厂回族自治县彩虹印刷有限公司
经销 全国各地新华书店
书号 ISBN 978 - 7 - 5214 - 2503 - 1
定价 **48.00 元**

获取新书信息、投稿、为图书纠错，请扫码联系我们。

自　序

又要写序了，这次是一套全新的以审方案例为重点的书。每当此时内心总是既充满期盼又有些许惶恐，期盼的是这套书满带着墨香来到我们面前，惶恐则是这必须却很难写的序无人过目。直到最近看一本书，其娓娓道来的序让我意识到，序应该是有故事、有灵魂的，这样的序会有人想读完！

2018年6月底，国家卫生健康委员会、国家中医药管理局、中央军委后勤保障部联合印发《医疗机构处方审核规范》，首次明确了"药师是处方审核工作的第一责任人"，并对处方审核的管理和流程作了具体规范。这为药师更深入地融入临床、开展药学服务工作，提供了坚实的政策基础。凭借着在职业生涯中积累的专业敏感，我们项目组义无反顾地踏上了这条充满酸甜苦辣的审方培训路，并在全国得到共鸣，审方路踏过祖国的各个省区，获得大家一致好评。审方培训的顺利开展离不开国家政策的支持。2018年11月，国家卫生健康委员会等又发布了《关于加快药学服务高质量发展的意见》，再次强调了处方审核的重要性。2019年8月，新版《药品管理法》第六章规定"医疗机构应当配备依法经过资格认定的药师或者其他药学技术人员，负责本单位的药品管理、处方审核和调配、合理用药指导等工作"，首次将处方审核这样一技能性的工作以法律的形式呈现。2020年2月，国家卫生健康委员会、财政部、国家医疗保障局、教育部、人力资源社会保障部、国家药品监督管理局六部委联合发布《关于加强医疗机构药事管理促进合理用药的意见》，要求"强化药师或其他药学技术人员对处方的审核""加强药学人才队伍建设"，并首次对处方审核药师的绩效提出了建议。在国家不断出台的政策牵引下，处方审核能力已成为行业刚需。各种医疗质量检查也把处方审核列为重要的内容。为了顺应这个需求，各省都在积极开办处方审核培训班。

在药学专业的学历教育阶段，我国多数药师以化学学科、药学基础理论和实验的知识结构为主体，临床基础知识、临床实践经验相对缺乏，因而业务能力和专业素质普遍无法满足处方审核对专业技能的需求。为突破医院药师审方知识和技能欠缺的瓶颈、建立审方思维、胜任处方审核工作，我们必须在处方审核的继续教育培训上下功夫。但是长期以来处方审核培训受重视程度不够，原因有几个方面：①培训内容不够系统，不能覆盖药师处方审核中系统知识点；②培训方式枯燥，药师学习主动性差，培训效果不明显；③培训结束后，缺少与培训相关的配套案例练习，学员不能学以致用，知识遗忘率高。

为提高医院药师处方审核能力和合理用药、安全用药的服务水平，满足当前综合医改对药师服务转型的要求，尽快让广大药师具备审方的基本技能，我们把培训重点放在理论与实践的有机结合上：让药师不仅懂药，还要了解疾病的发生发展与药物治疗之间的关系；掌握学习的窍门，懂得运用现代手段和工具解决工作中的实际问题；提高学习能力，动态追踪药学发展前沿。处方审核是一个药师的基础工作技能，如果仅仅在理论上学习审方的方法，而不从根本上理解审方中的道理，无法去直面医生的质疑。因此我们需要药师在审方中做到知其然知其所以然，在审方的过程中会灵活运用循证这个工具。如此，才能够使药师从以前只会机械地发对药，向智慧地用好药华丽转身，在医疗团队中找到自身的价值，产生强烈的职业荣誉感。

广东省药学会自 2018 年 8 月起开展处方审核培训，已举办 40 余期，共培养学员近 3 万名，并已将其打造成行业内具有重要影响力的药学继教培训品牌，为系统化审方项目的开展打下坚实的理论及实践基础。随着科学技术的发展，新药层出不穷，新药的不良反应、药物的相互作用、审方规则也在不停地更新，所以进行基本的短期审方培训之后，有一本好的专业参考书变得尤为重要。伴随培训出版的《药师处方审核培训教材》深受广大药师追捧，填补了我国审方培训教材的空白。现在推出的这套书，是关于特殊人群用药的处方审核案例丛书。全书共分五册，主要是针对儿童、老年、妊娠哺乳期、疼痛、肾病患者等特殊人群治疗过程中的用药审核。这类人群的特殊性，使得他们的用药更加复杂，因而对他们所用药物的审核也显得越必要。各分册编写时，遵照《医疗机构处方审核规范》标准，以近年来公布的相关诊疗指南为依据，以大量真实的处方案例为基础，将特殊人群常见疾病治疗的知识点与临床处方案例相结合，提出处方问题、进行机制分析、实施干预建议。本套书主要以案例为切入点，讲述在临床实践过程中如何进行规范合理的处方审核，其中穿插医学、药学理论知识点，真正地将理论知识与临床实践运用相结合。整套书内容可读性强、知识点突出、格式层次清晰，因而可以成为医院药师甚至临床医生日常工作的得力助手。这套书主要供医疗机构从事审方药师工作的专业技术人员使用，也可作为临床医生的参考用书。

希望这套书能够做一盏灯，照亮致力于特殊人群处方审核的药师前行的路。

吴新荣　王景浩
2021 年 9 月

前　言

　　疼痛不仅是一个医学问题，还是一个社会问题。随着疼痛医学的迅猛发展，疼痛理念已经取得了很大的进步，疼痛已成为继体温、呼吸、心率、血压之后的第五大生命体征。伴随人们生活水平的提升、现代生活节奏的加快以及社会老龄化的到来，疼痛的发病率不断上升，疼痛已成为全世界关注的主要健康问题之一。加强疼痛管理，积极采取有效的镇痛措施缓解疼痛，提高患者的舒适度和生活质量是疼痛管理工作的重要内容。镇痛药物的使用是疼痛最基本、最常用的首选治疗方法。然而，疼痛患者对药物的有效镇痛量个体差异大；此外，疼痛患者常伴有各种合并症，药物治疗较为复杂，常需要合并用药，易出现严重不良反应。这些都对从事疼痛疾病防治工作的医务人员提出了更高的要求。

　　处方审核是药师参与临床合理用药的重要工作环节，2018 年 7 月 10 日，国家卫生健康委员会等发布《医疗机构处方审核规范》，明确“药师是处方审核工作的第一责任人”“所有处方均应当经审核通过后方可进入划价收费和调配环节，未经审核通过的处方不得收费和调配”，并对处方审核的管理和流程做了具体规范。这为药师开展药学服务工作提供了坚实的政策基础。本书遵照《医疗机构处方审核规范》标准，参考近年来公布的疼痛相关疾病治疗的知识点，与临床处方案例相结合，进行临床处方审核要点、机制分析、干预建议等介绍，以期提高药师的处方审核能力和药学服务水平，确保患者用药安全、有效、经济、适宜。

　　近年来，在围手术期疼痛、退变性疼痛、神经病理性疼痛、癌痛的镇痛治疗方面由权威机构颁发了多个临床指南与专家共识，这为药师审方提供了重要依据和指导准则。本书共八章，首先为总论部分，介绍疼痛定义、疼痛分类、疼痛评估、疼痛药物治疗方案及疼痛处方审核；再以发病率较高且需要镇痛管理的急性疼痛、退变性疼痛、代谢性疼痛疾病、神经病理性疼痛、头痛、癌症疼痛六大类疼痛作为药师处方审核的重点来进行介绍，最后以三个典型案例小结全程化疼痛管理要点。参加本书编写的成员均是具有丰富工作经验的主任药师和骨干中青年药师，他们具有扎实的理论基础和丰富的临床用药实践经验，书中的每个章节都经他们仔细斟酌、推敲完成。在此，谨向在百忙之中参与编写和审稿的各位专家、教授、同行表示衷心的感谢。

受编者能力所限，书中难免出现疏漏之处，欢迎广大读者提出批评和指正意见，以便进一步完善。

编 者

2021 年 5 月

目　　录

第一章　总论 ··· 1

  第一节　疼痛定义 ··· 1

  第二节　疼痛分类 ··· 1

    一、按疼痛发生的部位分类 ··· 2

    二、按疼痛的性质分类 ··· 2

    三、按疼痛的病理学特征分类 ······································· 3

    四、按疼痛的持续时间分类 ··· 3

  第三节　疼痛评估 ··· 3

    一、疼痛评估原则 ··· 3

    二、疼痛强度评分法 ··· 4

  第四节　疼痛药物治疗方案 ··· 5

    一、疼痛治疗药物 ··· 5

    二、给药途径 ·· 18

    三、特殊人群的疼痛治疗 ··· 19

  第五节　疼痛处方审核 ·· 32

    一、处方审核 ·· 32

    二、审核流程 ·· 32

    三、审核要点 ·· 32

第二章　急性疼痛 ··· 38

  第一节　手术后疼痛 ·· 38

    一、疾病简介 ·· 38

    二、指南推荐的治疗方案 ··· 39

    三、处方审核案例分析 ··· 44

  第二节　创伤痛 ·· 56

    一、疾病简介 ·· 56

    二、指南推荐的治疗方案 ··· 57

    三、处方审核案例分析 ··· 57

第三节　内脏痛 ……………………………………………………………… 60

　　一、疾病简介 …………………………………………………………… 60

　　二、指南推荐的治疗方案 ……………………………………………… 61

　　三、处方审核案例分析 ………………………………………………… 62

第四节　分娩疼痛 ……………………………………………………… 65

　　一、疾病简介 …………………………………………………………… 65

　　二、指南推荐的治疗方案 ……………………………………………… 66

　　三、处方审核案例分析 ………………………………………………… 67

第三章　退变性疼痛 …………………………………………………… 71

　　一、疾病简介 …………………………………………………………… 71

　　二、指南推荐的治疗方案 ……………………………………………… 72

　　三、处方审核案例分析 ………………………………………………… 73

第四章　代谢性疼痛疾病 …………………………………………… 82

第一节　骨质疏松症 …………………………………………………… 82

　　一、疾病简介 …………………………………………………………… 82

　　二、指南推荐的治疗方案 ……………………………………………… 82

　　三、处方审核案例分析 ………………………………………………… 84

第二节　痛风 ……………………………………………………………… 89

　　一、疾病简介 …………………………………………………………… 89

　　二、指南推荐的治疗方案 ……………………………………………… 89

　　三、处方审核案例分析 ………………………………………………… 90

第五章　神经病理性疼痛 …………………………………………… 95

第一节　带状疱疹后神经痛 ………………………………………… 95

　　一、疾病简介 …………………………………………………………… 95

　　二、指南推荐的治疗方案 ……………………………………………… 96

　　三、处方审核案例分析 ………………………………………………… 96

第二节　糖尿病性周围神经病理性疼痛 ……………………… 104

　　一、疾病简介 …………………………………………………………… 104

　　二、指南推荐的治疗方案 ……………………………………………… 104

　　三、处方审核案例分析 ………………………………………………… 105

第三节　三叉神经痛 …………………………………………………… 109

　　一、疾病简介 …………………………………………………………… 109

　　二、指南推荐的治疗方案 ……………………………………………… 109

　　三、处方审核案例分析 ………………………………………………… 109

第六章　头痛 ···································· 114

　第一节　偏头痛 ································· 114

　　一、疾病简介 ······························· 114

　　二、指南推荐的治疗方案 ············· 114

　　三、处方审核案例分析 ················· 116

　第二节　紧张型头痛 ······················ 119

　　一、疾病简介 ······························· 119

　　二、指南推荐的治疗方案 ············· 119

　　三、处方审核案例分析 ················· 120

　第三节　丛集性头痛 ······················ 122

　　一、疾病简介 ······························· 122

　　二、指南推荐的治疗方案 ············· 122

　　三、处方审核案例分析 ················· 122

第七章　癌症疼痛 ···························· 125

　　一、疾病简介 ······························· 125

　　二、指南推荐的治疗方案 ············· 125

　　三、处方审核案例分析 ················· 127

第八章　全程化疼痛管理 ················ 152

　　一、膝关节置换术后疼痛管理案例 ··· 152

　　二、带状疱疹后神经痛管理案例 ····· 155

　　三、癌痛管理案例 ························· 159

附录 ··· 165

第一章 ┃ 总论

第一节　疼痛定义

1979 年，国际疼痛学会（The International Association for the Study of Pain, IASP）将疼痛定义为"一种与组织损伤或潜在组织损伤相关的不愉快的主观感觉与情感体验"。随着近些年疼痛医学的迅猛发展，其理念已经取得了很大的进步，疼痛已成为继呼吸、脉搏、血压、体温之后的第五大生命体征。2020 年国际疼痛学会对"疼痛"定义进行了修改。新版疼痛定义英文原文为"Pain：An unpleasant sensory and emotional experience associated with，or resembling that associated with，actual or potential tissue damage"。中文译为"疼痛是一种与实际或潜在的组织损伤相关的不愉快的感觉和情绪情感体验，或与此相似的经历"，对疼痛的研究、临床评估、诊疗和管理以及人们对肉体和精神痛苦的认识具有指导意义。

疼痛是一种复杂的生理心理活动，由伤害性刺激所引起的机体的痛感觉和机体对伤害性刺激产生的痛反应两部分组成。可同时伴随呼吸、循环、代谢、内分泌以及心理和情绪的改变。痛觉是神经末梢痛觉感受器受到伤害和病理变化刺激后，通过神经冲动传导到中枢的大脑皮层而产生的一种主观感受。疼痛是机体受到伤害的一种保护性反应，有助于人体及时躲避伤害，并可引起机体一系列防御性保护反应，也可提醒人们去积极治疗躯体疾病。但当疼痛长期存在时，不仅其报警作用会消失，还会对机体造成持续的损害和难以忍受的痛苦。为此，国际疼痛学会明确提出：慢性疼痛是一种疾病。

第二节　疼痛分类

疼痛涉及临床许多专科，引起疼痛的病因是多方面的，包括创伤、炎症、神经病变和精神因素等。疼痛涉及全身各器官系统，不同部位的疼痛性质不同。对疼痛进行合理的分类有助于疼痛的病因、病理和流行病学等各方面的研究，对于正确诊断疼痛疾病、提高治疗效果非常重要。但疼痛的分类至今尚难统一标准。

通常根据疼痛发生的部位、性质、病理学特征及持续时间等进行分类。

一、按疼痛发生的部位分类

（一）按疼痛发生的躯体部位分类

可分为头痛、颌面部疼痛、颈部疼痛、肩及上肢疼痛、胸背部疼痛、腹部疼痛、腰骶部疼痛、髋及下肢疼痛、肛门及会阴部疼痛等。

（二）按疼痛发生的组织器官、系统分类

1. 躯体痛　由浅表（皮肤、皮下组织、黏膜）或深部组织（肌肉、肌腱、筋膜、关节、骨骼）的疼痛感受器受到各种伤害性刺激所引起的疼痛，前者称为浅表躯体痛，后者称为深部躯体痛。疼痛多为局部剧烈疼痛，定位清楚。如肩周炎、膝关节炎等。

2. 内脏痛　由内脏牵拉、压迫、扭转或肠管的扩张等引起的疼痛。疼痛定位不准确，可呈隐痛、胀痛、牵拉痛或绞痛。如胆石症的胆绞痛、肾输尿管结石的肾绞痛等；有时还存在牵拉痛，常远离病变部位，如胆囊炎患者可出现右肩部疼痛。

3. 中枢痛　由脊髓、脑干、丘脑和大脑皮质等神经中枢疾病，如脑梗死、脑出血、脑肿瘤、脊髓空洞症等引起的疼痛。中枢痛通常难以定位，多在病变后立即出现或延迟几年出现，疼痛性质不固定，多表现为持续性刺痛或麻木，活动加重，休息好转。

二、按疼痛的性质分类

（一）刺痛

疼痛信号经外周神经中的 Aδ 纤维传入中枢。为针扎样感觉，且疼痛产生迅速，消失也快，疼痛定位明确，常引发机体保护性反射。

（二）灼痛

疼痛信号经外周神经中的 C 类纤维传入。痛觉产生慢，消失也慢，疼痛定位不准确，往往难以忍受。疼痛可反射性引起同一脊髓节段支配的横纹肌紧张，多伴有心血管和呼吸系统的变化。

（三）酸痛

疼痛信号经外周神经中的 Aδ 纤维和 C 类纤维传入。疼痛定位不准确，描述困难。常伴有内脏和躯体反应，以及表现出较强的情绪反应。

其他还包括绞痛、胀痛、刀割样疼痛、钻顶样痛、跳动样痛、撕裂样痛、牵拉样痛等疼痛性质。

三、按疼痛的病理学特征分类

（一）伤害感受性疼痛

伤害感受性疼痛是伤害性感受器受到伤害性刺激后引起的反应，疼痛的感知与组织损伤有关。如骨关节炎、手术后疼痛等。

（二）神经病理性疼痛

神经病理性疼痛是由躯体感觉系统的损害或疾病导致的疼痛。又分为周围性和中枢性两种类型。疼痛性质以牵拉样痛、电击样痛、针刺样痛、撕裂样痛、烧灼样痛、重压性痛、膨胀样痛及麻木样痛较多见。可出现痛觉过敏、痛觉异常。如三叉神经痛、带状疱疹后神经痛等。

四、按疼痛的持续时间分类

（一）急性疼痛

急性疼痛是与组织损伤、炎症或疾病过程相关的，持续时间相对较短（通常短于 3 个月）的疼痛类型。包括手术后疼痛、创伤痛、内脏痛和分娩疼痛等。急性疼痛通常是组织损伤的标志，促使个体采取适应性或保护性的行为，因而在大多数情况下对机体具有保护作用。此外，急性疼痛中的组织损伤和疼痛体验往往存在一一对应关系，随着损伤组织的痊愈，疼痛也随之消失。

急性疼痛为伤害感受性疼痛，机体在受到物理、化学或炎症刺激后产生急性疼痛的痛觉信号，并通过神经传导至大脑皮质形成疼痛感觉。

（二）慢性疼痛

慢性疼痛是指组织损伤痊愈后依然持续存在的，或者持续时间超过 3 个月及 3 个月以上的一种疼痛类型。包括癌性疼痛、带状疱疹后神经痛、骨关节炎引起的关节疼痛等。

慢性疼痛的发生机制除伤害感受性疼痛的基本传导调节过程外，还表现出不同于急性疼痛的特殊发生机制，如脊髓敏化的形成、受损神经异位电活动、痛觉传导离子通道和受体异常、中枢神经系统重构。

第三节　疼痛评估

一、疼痛评估原则

疼痛评估是合理、有效地进行镇痛治疗的前提，需遵循"常规、量化、动态、全面"的评估原则。常规评估是指医护人员主动询问患者有无疼痛，常规性评估疼痛病情，并进行相应的记录；量化评估是指使用疼痛程度评估量表等量化标准来评估患者疼痛主观感受程度，需要患者的密切配合；动态评估是指持续、动态评估患者的疼痛症状及变化情况，包括评估疼痛程度、性质变化情况、疼痛原因和类型、疼痛发作情况、止痛治疗情况等；全面评估是指对患者的疼痛及相关病情进行全面评估。具体可参考附录中的疼痛评估量表。

疼痛评估需记录在患者的病历资料中，目前国内大部分医院都在患者电子病历系统中记录了患者疼痛评估情况，这有助于审方药师对于疼痛处方的审核。

二、疼痛强度评分法

（一）视觉模拟评分法

视觉模拟量表（visual analogue scale，VAS）是最常用的一种疼痛强度的单维度测量评估工具（图 1 - 1）。量表主要由一条长 10cm 的水平线或垂直线标尺组成，标尺的一端表示"完全无痛"，另一端表示"能够想象到的最剧烈的疼痛"或"疼痛到极点"等。患者会被要求在测量尺上相应的位置做标记（用一个点或一个"×"等），以代表他们体会到的疼痛强烈程度。

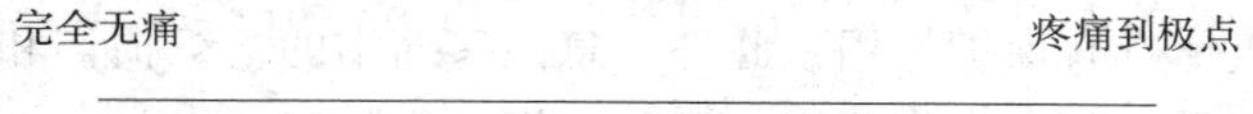

完全无痛　　　　　　　　　　　　　　　　　　疼痛到极点

图 1 - 1　视觉模拟量表

VAS 评分具有准确、简便易行、灵敏度高等特点。因此，在临床上和科研工作中使用广泛。但需要注意的是，VAS 需要患者有一定的抽象思维能力。因此，建议成人患者使用。

（二）数字评分法

数字评定量表（numerical rating scale，NRS）评分准确简明，曾被美国疼痛学会视为疼痛评估的金标准（图 1 - 2）。它是一种分段式的数字版本的 VAS，用 0 ~ 10 代表不同程度的疼痛：0 为无痛，1 ~ 3 为轻度疼痛，4 ~ 6 为中度疼痛，7 ~ 10 为重度疼痛。由医务人员询问患者疼痛的严重程度，做出标记，或者让患者自己圈出一个最能代表自身疼痛程度的数字。

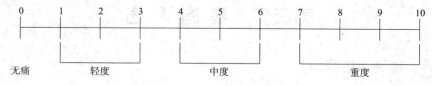

图 1 - 2　数字评定量表

NRS 的分类比较清晰客观，可以帮助患者进行更准确的评估，从而提高不同患者之间在评估上的可比性。此外，NRS 还可以用于口头采访（如电话采访），这是 NRS 应用的优势。

NRS 需要患者有抽象的刻度理解能力，还要有一定的文字阅读理解能力。因此，NRS 比较适用于 10 岁以上有一定文化程度的患者。

（三）修订版 Wong－Baker 面部表情疼痛评估法

修订版 Wong－Baker 面部表情疼痛量表（Wong－Baker faces scale revision，FPS－R）是在原有面部表情疼痛量表的基础上修订的（图 1－3）。FPS－R 要求患者对整体疼痛程度进行从 0（无痛）到 10（最严重）的评分，同时提供了 6 种面部表情的卡通图片（从微笑、悲伤至痛苦的哭泣等）来形象表达分值区域所代表的疼痛程度。评估时，患者指向表示与其疼痛程度相符的刻度或卡通面孔即可。

该方法易于掌握，评估费时少，更适用于儿童、老人、文化程度较低，甚至可以用于表达困难、意识不清及有认知功能障碍的患者。

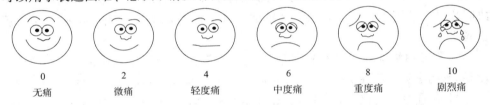

| 0 | 2 | 4 | 6 | 8 | 10 |
| 无痛 | 微痛 | 轻度痛 | 中度痛 | 重度痛 | 剧烈痛 |

图 1－3 修订版 Wong－Baker 面部表情疼痛量表

（四）口头评分法

口头评定量表（verbal rating scale，VRS）常用的为 5 点评分法，其疼痛等级如下：1 为轻微的疼痛；2 为引起不适感的疼痛；3 为比较疼痛/难受；4 为严重的疼痛；5 为剧烈的疼痛（图 1－4）。

0	1	2	3	4	5
无痛	轻度不适	不适	比较疼痛/难受	非常疼痛	疼痛到极点

图 1－4 口头评定量表

VRS 的优势是评估简单快捷，但要求评估对象有一定的语言理解能力。此外，口头评分法容易受文化程度、方言等因素的影响。

第四节 疼痛药物治疗方案

一、疼痛治疗药物

药物是疼痛最基本、最常用的首选治疗方法。在镇痛药物的使用过程中，要注意患者间有效镇痛剂量个体差异大的特点，遵从个体化用药原则；并根据药物作用的时间间隔给药，尽量提高镇痛效果。首选口服给药，以减少对机体的影响。在针对疼痛治疗的同时注意应用辅助药物，以减少焦虑、抑郁等症状。当一种药物疗效不佳或长期治疗后出现耐药和时效缩短时，不宜随意换药，可逐渐增加剂量，在无严重不良反应的情况下达到满意镇痛疗效。在镇痛药物使用过程中需注意药物中毒剂量，密切观察其起效时间、维持时间、镇痛程度、不良反应等，根据病情调整镇痛药物剂量或种类。

（一）对乙酰氨基酚

1. 药理机制 主要通过中枢发挥疗效，并能抑制下行 5 - 羟色胺（5 - HT）能通路和抑制中枢一氧化氮合成而发挥解热镇痛作用。对血小板及凝血机制无影响。有解热、镇痛作用，但抗炎作用较弱。

2. 临床应用 对乙酰氨基酚是常用的解热镇痛药物，单用对轻至中度疼痛有效；与阿片类药物、曲马多或其他非甾体抗炎药联合应用，可发挥镇痛相加或协同效果。常用于感冒、发热、关节痛、神经痛及偏头痛、癌性疼痛及手术后止痛。

3. 用法用量 各相关专业书籍及相关指南中推荐的用法用量略有不同。如《新编药物学》（第 18 版）推荐：口服，成人一次 0.3 ~ 0.6g，一日 0.6 ~ 1.8g，一日量不宜超过 2g，疗程不宜超过 10 日；肌内注射，一次 0.15 ~ 0.25g。《NCCN临床实践指南：成人癌痛》（2019 年版）指出：对乙酰氨基酚最大日限剂量为 4g。《成人手术后疼痛处理专家共识》（2015 年版）指出：对乙酰氨基酚最大日剂量不超 3g。《中国加速康复外科围手术期非甾体抗炎药临床应用专家共识》（2019 年版）指出：用于术后镇痛常用剂量为每 4 ~ 6h 口服 10 ~ 15mg/kg，每日最大剂量为 50mg/kg；联合给药或复方制剂使用时，每日剂量需小于 2000mg。

2020 年 2 月 20 日国家药品监督管理局发布《关于修订对乙酰氨基酚常释及缓释制剂说明书的公告》（2020 年第 15 号），其注意事项中增加：超剂量使用对乙酰氨基酚可引起严重肝损伤，故用量应严格按说明书应用。用药期间如发现肝生化指标异常或出现全身乏力、食欲不振、厌油、恶心、上腹胀痛、尿黄、目黄、皮肤黄染等可能与肝损伤有关的临床表现时，应立即停药并就医，建议对乙酰氨基酚口服一日最大量不超过 2g。应尽量避免合并使用含有对乙酰氨基酚或其他解热镇痛药的药品，以避免药物过量或导致毒性协同作用。

4. 药动学特点 口服生物利用度为 88%，口服后约 90min 达血药浓度高峰，血浆蛋白结合率为 25% ~ 50%。90% ~ 95% 在肝脏代谢，中间代谢产物对肝脏有毒性，主要以与葡糖醛酸结合的形式从肾脏排泄。对乙酰氨基酚在推荐剂量下血浆半衰期为1.5~2.5h。如用药过量，药物代谢因肝功能受损而出现延迟，半衰期可延长至4~8h不等。

5. 不良反应 可引起恶心、呕吐、出汗、腹痛及皮肤苍白等，少数病例可发生过敏性皮炎、粒细胞缺乏、血小板减少、高铁血红蛋白血症、贫血及肝、肾功能损害等。

6. 常用剂型 对乙酰氨基酚的剂型比较多，有普通片、缓释片、泡腾片、滴剂、颗粒剂、混悬液、注射液、栓剂等；还有由对乙酰氨基酚和羟考酮、曲马多、可待因等组成的复方制剂，常用复方制剂的对比见表1-1。

表1-1 常用的对乙酰氨基酚复方制剂

药品名称	氨酚羟考酮	氨酚曲马多	氨酚待因
组分	对乙酰氨基酚 325mg 羟考酮 5mg	对乙酰氨基酚 325mg 盐酸曲马多 37.5mg	对乙酰氨基酚 300mg 磷酸可待因 15mg
用量	每6h 1片，可酌情调整	每4~6h 1~2片，24h的总用药量不超过6片	一次1片，一日3次，可酌情增加
临床应用	急、慢性中重度疼痛：如骨关节炎、中重度慢性腰背痛、轻中度癌性疼痛及爆发痛	急、慢性中重度疼痛：如偏头痛、骨性关节炎、慢性腰痛、带状疱疹后神经痛、糖尿病性周围神经痛、癌性疼痛等	中度疼痛：对创伤性疼痛和兼有发热、咳嗽的疼痛尤为适用。常用于治疗术后痛、骨折、骨关节疼痛、软组织损伤、牙痛、头痛及痛经等
不良反应	常见头晕、眩晕、嗜睡、恶心、呕吐、便秘、皮疹等。严重不良反应有呼吸抑制、循环衰竭等	最常见头晕、嗜睡、恶心、呕吐和便秘等	偶有头晕、出汗、恶心、嗜睡等，停药后可自行消失
注意事项	年老体弱、肝肾功能不全、甲状腺功能减退、前列腺肥大、尿道狭窄的患者慎用	癫痫患者或被认为有癫痫发作危险的患者慎用。肾功能不全患者应慎用。肝功能损害患者不推荐使用。12岁以下儿童禁用	7~12岁儿童使用时按体重相应减量，连续使用一般不超过5天；7岁以下儿童不宜使用。呼吸抑制及有呼吸道梗阻性疾病、哮喘发作的患者禁用。痰多患者禁用

(二) 非甾体抗炎药

1. 药理机制 通过有效抑制花生四烯酸代谢过程中环氧化酶（COX）的生物活性，减少体内前列腺素（PGs）的生物合成与聚积，从而在中枢和外周发挥解热、镇痛、抗炎与抗风湿作用。

COX是非甾体抗炎药（NSAIDs）的主要作用靶点，也是PGs合成的限速酶，主要分为 COX -1 和 COX -2 两种亚型。

（1）COX -1　是结构型酶，位于胃（肠）壁、肾脏和血小板，具有维持该组织发挥正常生理功能的作用，主要功能是保护消化道黏膜，调节肾脏血流、水及电解质平衡，防止血小板聚集及维持正常止血功能，对维持机体自稳态有重要作用。此外，COX -1 也参与局部的炎症和疼痛反应。

（2）COX -2　是诱导型酶，可在细胞因子、细菌脂多糖及生长因子等外界刺激诱导下，在外周系统中表达上调，从而促使 PGs 合成增加，促发炎症反应，提高疼痛感受器对致痛物质的敏感性，即外周痛觉敏化。

目前发现 COX 还有其他亚型如 COX -3，主要表达于大脑皮层和心脏，与对乙酰氨基酚等药物的中枢镇痛、解热作用相关。不同药物对 COX 不同亚型的抑制作用有一定的选择性。除直接作用于 COX 之外，NSAIDs 还可通过抑制活化的 T 淋巴细胞的分化和淋巴细胞活性，减少对传入神经末梢的刺激，以及直接作用于伤害性感受器，阻止致痛物质的形成和释放来发挥镇痛作用。

2. 分类　目前，按照对 COX -1 和 COX -2 的作用机制，把 NSAIDs 分为两类。

（1）非选择性 NSAIDs　布洛芬、双氯芬酸、氯诺昔康、吲哚美辛、氟比洛芬酯等。

（2）选择性 COX -2 抑制剂　塞来昔布、帕瑞昔布、依托考昔。

3. 临床应用　NSAIDs 是全球使用最广泛的一类药物，主要适用于轻中度疼痛，或与阿片类药物联合用于缓解中重度疼痛。

相对于阿片类药物，NSAIDs 无成瘾性，也无呼吸抑制、便秘等不良反应，因此是目前使用最多的一类镇痛药物。NSAIDs 尤其适用于因炎症导致的外周或中枢痛阈降低而引起的疼痛，是治疗类风湿关节炎、骨性关节炎以及轻中度疼痛的一线用药，在围手术期疼痛治疗中也发挥着重要作用，是目前提倡减少使用阿片类药物的多模式镇痛方案的主要组成部分，能有效促进手术患者的快速康复；但对于胃、肠等空腔器官引起的疼痛，以及非炎症引起的神经痛，NSAIDs 的作用较差。

4. 用法用量　NSAIDs 无成瘾性，但镇痛作用有"天花板效应"，即使用 NSAIDs 用药剂量达到一定水平以上时，再增加用药剂量并不能增强其止痛效果，药物毒性反应反而明显增加。因此，如果 NSAIDs 的使用剂量已达最大日限剂量，但仍未达到理想镇痛效果时，应考虑更换为其他类止痛药。在最短治疗时间内使用最低有效剂量，是该类药物合理使用的重要原则。常见 NSAIDs 的用法用量见表 1 -2。

表 1-2　常见 NSAIDs 的用法用量

药品名称	日常剂量（成人）	最大日限剂量
非选择性 COX 抑制剂		
布洛芬片	200~400mg/次，q4~6h	2400mg
洛索洛芬钠片	60mg/次，bid 或 tid	180mg
吲哚美辛肠溶片	25~50mg/次，bid 或 tid	150mg
双氯芬酸钠缓释片	75mg/次，qd 或 bid	150mg
美洛昔康分散片	7.5~15mg/次，qd	15mg
美洛昔康片	7.5~15mg/次，qd	15mg
美洛昔康注射液	7.5~15mg/次，im，qd	15mg
氯诺昔康片	8mg/次，bid	16mg
注射用氯诺昔康	8mg/次，iv，bid	16mg
氟比洛芬酯注射液	50mg/次，iv，bid 或 tid	200mg
选择性 COX-2 抑制剂		
注射用帕瑞昔布钠	80mg/24h，iv	80mg
塞来昔布胶囊	100~200mg/次，qd 或 bid	400mg

5. 药动学特点　绝大多数 NSAIDs 都是有机酸药物，pKa 较低，可通过被动扩散通过胃及小肠近端吸收。因此 NSAIDs 口服吸收迅速且良好，达峰时间通常为 2~3h。食物或抗酸剂会延迟某些 NSAIDs 的吸收。除双氯芬酸、萘丁美酮等外，绝大部分 NSAIDs 口服无首关效应，生物利用度较高。

NSAIDs 的血浆蛋白结合率均较高（95%~99%），主要与白蛋白结合，同时其蛋白结合率与药物浓度无关。高蛋白结合率使得在低蛋白血症时，NSAIDs 的游离药物浓度升高，从而增加了不良反应。同时对于其他蛋白结合率高的药物，NSAIDs 可置换其他与蛋白结合的药物而增加该药的游离药物浓度。因此不建议同时使用两种 NSAIDs。若使用一种 NSAIDs 效果不佳时，因个体敏感性不同，可考虑更换为另一种 NSAIDs。

NSAIDs 主要通过肝脏代谢，其中大部分都是 I 相代谢，部分药物同时也通过葡糖醛酸化等 II 相代谢。代谢产物及少量原型药物通过肾脏或胆汁排泄。NSAIDs 的消除半衰期差异较大，除与药物本身的特点有关外，还取决于患者的个体差异。肝、肾功能不全时，药物的清除也会延迟。

6. 不良反应　NSAIDs 不良反应的发生与用药剂量和用药持续时间有关。其常见不良反应如下。

（1）消化道损伤　前列腺素受抑制后，胃酸增多可致溃疡、胃出血。临床主要表现为消化不良、恶心、呕吐、腹痛、上消化道出血和胃穿孔等。

（2）心血管系统损害　NSAIDs 都可能通过抑制 COX - 2 而增加心血管风险，该类药物禁用于冠状动脉搭桥手术；COX - 2 抑制药可能加重心肌缺血，对心脏手术的患者和有心脑卒中风险的患者应视为相对禁忌或禁忌。

（3）对血小板功能的影响　COX - 1 抑制剂抑制前列腺素的同时也抑制了血栓素 A_2 的生成，从而引起抗血小板聚集及使凝集的血小板解聚作用，临床可致出血。

（4）肾损伤　前列腺素合成抑制可导致肾血管收缩，肾血流量下降，肾小球滤过率下降。脱水、低血容量等肾前性或肾实质性损害患者短时间用药可能导致肾功能衰竭。

选择性 COX - 2 抑制剂具有与非选择性 NSAIDs 类似的治疗效果，但胃肠道损伤不良反应的发生率更低，对血小板功能也无明显影响，耐受性更好，然而其心血管不良反应使得这类药物的使用受到了限制。选择性 COX - 2 抑制剂的使用使得胃肠道相关风险明显下降，但合并使用低剂量阿司匹林时，其胃肠道优势不明显。

用药前需评估患者 NSAIDs 相关用药风险。服用 NSAIDs 胃肠道危险因素如下：①高龄（>65 岁）；②大剂量 NSAIDs 治疗（一般定义为处方推荐的最大剂量）；③联合用药（同时使用低剂量阿司匹林、糖皮质激素或抗凝剂）；④既往病史（主要指消化性溃疡或上消化道出血）；⑤合并疾病（主要是心血管疾病、肾病等）；⑥伴有幽门螺杆菌（Hp）感染或吸烟等。若既往有复合性溃疡史，尤其近期有溃疡史；多个（≥2 个）危险因素，判断为高危。1~2 个危险因素，判断为中危。无危险因素，判断为低危。有胃肠道出血风险的患者，建议使用选择性 COX - 2 抑制剂，或加以 PPI 治疗，以降低消化道出血风险。

NSAIDs 相关心血管事件曾被推测与抑制 COX - 2 密切相关，传统观点认为选择性 COX - 2 抑制剂较非选择性 NSAIDs 具有更大的心血管安全隐患。2015 年 FDA 药物安全信息中指出，心血管风险并不是选择性 COX - 2 抑制剂特有的不良反应，非选择性 NSAIDs 亦具有相似的心血管风险，即心血管风险是所有 NSAIDs 的类效应。

NSAIDs 相关心、脑、肾危险因素如下：①高龄（>65 岁）；②脑血管病史（有过中风史或目前有一过性脑缺血发作）、心血管病史、肾脏病史；③同时使用血管紧张素转换酶抑制剂及利尿剂；④冠脉搭桥术围手术期（禁用 NSAIDs）。如果患者心血管疾病危险性较高，应慎用 NSAIDs（包括非选择性和选择性 COX - 2 抑制剂）。

对具有胃肠道和心血管风险的 NSAIDs 使用者，推荐预防方案见表 1 - 3。

表1-3　合并胃肠道和心血管风险 NSAIDs 使用者预防方案推荐

心血管风险	胃肠道风险		
	低	中	高
低	仅 NSAIDs（最低有效剂量）	NSAIDs + PPI/米索前列醇	替代治疗或 COX-2 抑制剂 + PPI/米索前列醇
高（需小剂量阿司匹林）	萘普生 + PPI/米索前列醇	萘普生 + PPI/米索前列醇	避免 NSAIDs 或 COX-2 抑制剂应用，使用替代治疗

7. 常用剂型　临床上使用的 NSAIDs 几乎涵盖了所有的常用剂型，如口服剂型有普通片、缓释片、肠溶片、胶囊、肠溶胶囊、混悬液等；局部使用剂型有软膏、贴剂、栓剂等；注射剂型有粉针、注射液、脂微球注射液等。临床可根据不同的作用部位（如适用于骨关节疼痛部位的软膏、贴剂等）、不同的人群（如适用于儿童用药的滴剂、栓剂等）、不同的起效时间（注射液、缓释片等）等特点来选择用药。

（1）局部外用药　包括各种 NSAIDs 的凝胶贴膏、乳胶剂、膏剂、贴剂等，如双氯芬酸二乙胺乳胶剂、氟比洛芬凝胶贴膏、洛索洛芬贴等。局部外用制剂直接用于病变部位皮肤，经皮肤渗透到达病痛组织而发挥镇痛作用，具有起效快、局部浓度高、系统暴露量少以及全身不良反应少等优势，更适合肌肉骨骼系统急、慢性疼痛的治疗。骨关节炎患者在使用口服药物前，应首先选择局部外用药物，尤其是老年人。局部外用药物可迅速、有效缓解关节的轻、中度疼痛，其胃肠道不良反应轻微，但需注意局部皮肤不良反应的发生。对中重度疼痛患者可联合使用局部外用药物与口服 NSAIDs。

（2）全身应用药　口服剂型有普通片、分散片、缓释片、肠溶片、咀嚼片、缓释胶囊、颗粒剂、溶液剂等；注射剂型有粉针、注射液、脂微球注射液等。

NSAIDs 口服给药无创、使用方便，药物可选品种多；但其起效时间慢，具有肝脏首关效应，适用于胃肠功能良好的轻中度疼痛患者，或作为静脉给药的序贯治疗。NSAIDs 肌内和静脉注射给药疗程不宜过长，围手术期连续使用通常不超过 5~7 日，若患者可接受口服给药且疼痛程度减轻，可考虑转为口服序贯治疗。

（三）阿片类药物

1. 药理机制　阿片类药物通过与 G 蛋白偶联的特异性跨膜神经递质受体相结合发挥作用。通过激动外周及中枢神经系统（脊髓及脑）的阿片受体而发挥镇痛作用。

阿片类受体包括 μ、κ、σ 和 δ 受体，这些受体普遍存在于全身各处组织中，包括外周和大脑、脊髓等中枢神经系统。μ 受体又分成 μ_1 与 μ_2 亚型，广泛分布于中枢神经系统，尤其是边缘系统、纹状体、下丘脑、中脑导水管周围灰质区等。镇痛药的镇痛、呼吸抑制、欣快和成瘾主要与 μ 受体有关。κ 受体控制脊髓的止痛、镇静和缩瞳。δ 受体控制止痛并可增强其他受体的调控作用。σ 受体控制幻觉、烦躁不安、血管收缩和呼吸中枢。

2. 分类 按药理作用可分为完全激动剂（吗啡、芬太尼、哌替啶等）、激动 - 拮抗剂（喷他佐辛、地佐辛等）、部分激动剂（丁丙诺啡）和拮抗剂（纳洛酮等）。按其镇痛强度可分为弱阿片类和强阿片类，弱阿片类包括可待因、双氢可待因等；强阿片类药包括吗啡、芬太尼、羟考酮等。

3. 临床应用 阿片类药物是治疗中重度疼痛的最常用药物。弱阿片类主要用于轻中度疼痛；强阿片类主要用于中重度疼痛的治疗。

4. 用法用量 阿片类药是目前已发现的镇痛作用最强的药物，且无"天花板效应"，镇痛作用随剂量的增加而增强，使用时应遵循能达到最大镇痛作用和不产生难以忍受不良反应的用药原则。长期使用阿片类止痛药时，首选口服给药途径，有明确用药指征时（恶性肠梗阻、吞咽困难等）可选用透皮吸收途径给药，也可临时皮下注射用药，必要时可以自控镇痛给药。

（1）初始剂量滴定 阿片类止痛药的有效性和安全性存在较大的个体差异，需要逐渐调整剂量，以获得最佳的用药剂量，称为剂量滴定。

对于初次使用阿片类药物止痛的患者，建议按照如下原则进行滴定：可使用吗啡即释片或羟考酮缓释片进行治疗，根据疼痛程度，吗啡即释片拟定初始固定剂量 5 ~ 15mg，q4h，口服；羟考酮缓释片拟定初始固定剂量 10 ~ 20mg，q12h，口服；爆发痛时的解救药物为短效阿片类药物（吗啡即释片或吗啡注射液），解救剂量为前 24h 药物总量的 10% ~ 20%。给药后再评估疗效和不良反应，根据疼痛程度给予滴定剂量，参考标准见表 1 - 4。

表 1 - 4 剂量滴定增加幅度参考标准

疼痛强度（NRS）	剂量滴定增加幅度
7 ~ 10	50% ~ 100%
4 ~ 6	25% ~ 50%
2 ~ 3	≤25%

对于已经使用阿片类药物治疗疼痛的患者，可以根据患者的疗效和疼痛强度，参照表 1 - 4 的要求进行滴定。

（2）维持用药 常用的长效阿片类药物有吗啡缓释片、羟考酮缓释片和芬太尼透皮贴剂等。若患者每日短效阿片解救用药次数≥3 次时，应当考虑将前

24h 解救用药换算成长效阿片类药按时给药。

　　阿片类药物之间的剂量换算，可参照换算系数表（表 1 – 5）。转换为另一种阿片类药时，仍需仔细观察病情变化，并且个体化滴定用药剂量。

表 1 – 5　阿片类药物剂量换算系数表

药物	非胃肠给药	口服	等效剂量
吗啡	10mg	30mg	非胃肠道：口服 = 1 : 3
可待因	130mg	200mg	非胃肠道：口服 = 1 : 1.2 吗啡（口服）：可待因（口服）= 1 : 6.5
羟考酮	10mg		吗啡（口服）：羟考酮（口服）= 1.5 ~ 2 : 1
芬太尼透皮贴剂	25μg/h（透皮吸收）		芬太尼透皮贴剂 μg/h，q72h 剂量 = 1/2 × 口服吗啡 mg/d 剂量

　　5. 药动学特点　大多数阿片类药物包括吗啡，口服时有显著的首关效应。阿片类药物易于从肠道吸收，直肠黏膜吸收也很充分，因此有一些药物（如吗啡和氢吗啡酮）可采用栓剂。脂溶性非常好的阿片类药物（如芬太尼）也可以透皮吸收。阿片类药物在皮下或肌内注射后都很易吸收，而且在硬膜外或鞘内注射可以很好地渗透到脊髓。经硬膜外或鞘内注射进入脊髓腔的吗啡具有很强的镇痛作用，这种作用可以持续 12 ~ 24h。

　　血浆中治疗浓度的吗啡大约有 1/3 的药物与血浆蛋白结合。吗啡的主要代谢途径是与葡糖醛酸结合。它的 2 种主要代谢产物是吗啡 – 6 – 葡糖醛酸和吗啡 – 3 – 葡糖醛酸苷，它们都可以透过血 – 脑屏障发挥显著的临床作用。吗啡主要是以吗啡 – 3 – 葡糖醛酸苷的形式经肾小管滤过清除，很少量以原型排泄。吗啡及其葡糖醛酸苷具有肝 – 肠循环。

　　常用阿片类药物的药动学参数见表 1 – 6。

表 1 – 6　常用阿片类药物的药动学参数

药物	半衰期	起效时间	达峰时间	维持时间
吗啡片	2.5h	1h	2h	4 ~ 5h
吗啡缓释片	3.5 ~ 5h	2 ~ 3h	3 ~ 4h	8 ~ 12h
吗啡注射液	1.7 ~ 3h	5min	20 ~ 30min	4 ~ 5h
羟考酮缓释片	4.5 ~ 5.1h	1h 之内	3h	12h

药物	半衰期	起效时间	达峰时间	维持时间
羟考酮注射液	3.5h	2~3min	5min	4~6h
芬太尼透皮贴	18h	8~12h		72h

6. 不良反应 阿片类药的大多数不良反应为剂量依赖性，其常见不良反应包括便秘、恶心、呕吐、嗜睡、瘙痒、头晕、尿潴留、谵妄、认知障碍以及呼吸抑制等。除了便秘之外，这些不良反应大多是暂时性的或可以耐受的，应把预防和处理阿片类止痛药不良反应作为止痛治疗计划和患者宣教的重要组成部分。恶心、呕吐、嗜睡和头晕等不良反应，大多出现在未曾使用过阿片类药物患者用药的最初几天。初用阿片类药物的数天内，可考虑同时给予甲氧氯普胺等止吐药预防恶心、呕吐，必要时可采用 5 – HT$_3$ 受体拮抗剂药物和抗抑郁药物。便秘症状通常会持续发生于阿片类药物止痛治疗全过程，多数患者需要使用缓泻剂来防治便秘，因此，在应用阿片类药物止痛时常规联用缓泻剂。

7. 常用剂型 临床上使用的阿片类药有片剂、缓（控）释制剂、透皮贴剂、注射剂、复方制剂等。片剂服用简单方便，且价格相对便宜，患者可以自主给药；缓（控）释制剂可使患者服药次数减少，用药更方便，依从性更好；透皮贴剂经皮吸收，多由高效、小分子、脂溶性高的药物制成，血药浓度上升平稳，达稳态慢，但后效应长，适宜慢性痛；注射剂可皮下、肌内或静脉注射；复方制剂主要是口服片剂，通常与 NSAIDs 组成配方，如氨酚羟考酮片、氨酚曲马多片、氨酚双氢可待因等，用药过程中需注意复方制剂中对乙酰氨基酚的日限剂量不超 1500mg。

（四）局部麻醉药

1. 药理机制 局部麻醉药通过对细胞膜钠通道的阻滞，使钠通道失活发挥作用。注射到神经周围可阻滞神经冲动的产生和传导，阻滞的程度与局麻药的剂量、浓度、神经纤维的类别以及刺激强度等因素有关。浓度自低至高，痛觉首先消失，其次为冷热、触觉和深部感觉，最后才是运动功能。局部麻醉药在适当的浓度下应用于神经末梢或神经干，能够可逆性地阻断神经冲动的产生和传导，使局部痛觉暂时消失。

2. 分类

（1）按化学结构分类

1）酯类 普鲁卡因、氯普鲁卡因、丁卡因等。

2）酰胺类 利多卡因、布比卡因、罗哌卡因等。

（2）按临床时效分类

1）短效 普鲁卡因和氯普鲁卡因等。

2）中效 利多卡因等。

3）长效 布比卡因、丁卡因、罗哌卡因等。

3. 临床应用 在疼痛治疗中，局麻药可通过局部注射或神经阻滞治疗急慢性疼痛，也可通过硬膜外患者自控镇痛进行术后镇痛、癌症镇痛和分娩镇痛等。

4. 用法用量

（1）利多卡因 可通过局部、静脉输注和椎管内给药。其给药浓度、剂量和次数应根据具体疾病确定，一般多采用 0.2%～1.5% 溶液加入其他药物并用。痛点注射浓度 0.2%～1%，即刻起效。神经阻滞则用 1%～1.5% 溶液，起效需 10～20min，其时效可维持 120～240min。硬膜外和骶管阻滞则用 1%～2% 溶液，出现镇痛作用需 4～6min，达到完善的节段扩散需 13.6～18.8min，时效为 90～120min。神经阻滞和硬膜外阻滞，成人一次用量为 400mg，加上肾上腺素时极量可达 500mg。

（2）布比卡因 目前常采用硬膜外持续泵入或患者自控镇痛进行手术后镇痛、分娩镇痛和癌症止痛。常用浓度为 0.125%～0.15%，一般不超过 0.25%。在采用神经阻滞疗法治疗疼痛时浓度多用 0.125%～0.25%，5～10min 起效，作用持续时间可达 5～6h。成人安全剂量为 150mg，极量为 225mg；小儿一次给药量最多不超过 2.0mg/kg。

（3）罗哌卡因 浓度 0.2% 对感觉神经阻滞好，几乎无运动神经阻滞作用；0.75% 可产生较好的运动神经阻滞作用。手术后镇痛和分娩镇痛时常用浓度为 0.2%。

5. 药动学特点

（1）吸收 局麻药在体内吸收的速度与给药部位的血液供应成正比，通常不同部位的吸收速度依次为气管内＞肋间神经＞骶丛＞硬膜外＞臂丛＞坐骨神经＞蛛网膜下腔。

（2）分布 吸收后首先分布到高灌流器官，如心脏、肺、脑、肝等，然后再分布到低灌流组织，如肌肉、脂肪和皮肤等。

（3）生物转化和消除 局麻药进入血液循环后，其代谢产物的水溶性更高，有利于从尿中排出。

6. 不良反应

（1）中枢神经毒性反应 舌或唇麻木、头晕、视力模糊、言语不清、嗜睡、眩晕、惊厥、昏迷、呼吸停止、全身性强直阵挛性惊厥。

（2）心血管毒性反应 血药浓度较低时，表现为血压升高、心率增快；血药浓度较高时，表现为血压下降、心率缓慢、房室传导阻滞、心搏骤停。

（3）呼吸系统反应 中枢兴奋时，呼吸频率加快；中枢抑制时，呼吸表浅。

（4）过敏反应　荨麻疹、咽喉水肿、支气管痉挛、低血压和血管神经性水肿。

7. 常用剂型　临床上常见的局麻药有注射剂、微球、脂质体、水凝胶、微囊及乳剂等。局麻药注射剂主要通过椎管内给药、区域神经丛或外周神经干阻滞以及局麻浸润等方法，需掌握好药物浓度；局麻药微球具有良好的生物相容性，其缓释性延缓了局麻药的吸收，降低了毒性；局麻药脂质体可提高局麻药穿透细胞膜的能力，局部麻醉作用靶向性高，脂质体能靶向提高局麻药在肝、脾、肺、骨髓、淋巴以及肿瘤等组织中的水平，脂质体包裹的局麻药释放缓慢，有效血药浓度维持时间长，延长了局部麻醉作用时间；局麻药乳膏主要用于皮肤局部麻醉、穿刺、取血样本以及浅层外科手术。

（五）抗抑郁药

1. 药理机制　抗抑郁药作为疼痛辅助性用药，具有提高情绪、增强活力的作用，可显著改善一些慢性疼痛的症状，尤其是对慢性顽固性疼痛并发抑郁的患者效果更佳。抗抑郁药的镇痛作用主要是通过改变中枢神经系统的递质功能而实现的。对不伴有抑郁症状的神经病理性疼痛和偏头痛等患者也有一定的疗效。

2. 分类　临床上将抗抑郁药分为以下几类。

（1）三环类抗抑郁药　阿米替林、丙米嗪等。

（2）选择性 5 - 羟色胺再摄取抑制剂（SSRIs）　西酞普兰、氟西汀等。

（3）5 - 羟色胺和去甲肾上腺素再摄取抑制剂（SNRIs）　度洛西汀、文拉法辛等。

3. 临床应用　三环类抗抑郁药阿米替林常用于偏头痛、糖尿病性周围神经病理性疼痛、带状疱疹后神经痛和慢性紧张型头痛的治疗，尤其适用于慢性疼痛和神经病理性疼痛的镇痛治疗。SSRIs 氟西汀主要用于治疗抑郁症、强迫症、神经性贪食症；辅助用于纤维肌痛、头痛、腰背痛和持续性躯体形式疼痛的镇痛治疗。SNRIs 用于治疗各种抑郁症，以及广泛性焦虑、糖尿病性周围神经病理性疼痛、纤维肌痛、慢性肌肉骨骼疼痛、化疗所致的周围神经病变相关的疼痛。

4. 用法用量　常见抗抑郁药的用法用量见表 1 - 7。

表 1 - 7　常见抗抑郁药的用法用量

药物	初始剂量	维持剂量	最大日限剂量
阿米替林	12.5mg，qn	25 ~ 100mg，qd	150mg
丙米嗪	25 ~ 50mg，qn	50 ~ 100mg，qd	150mg
氟西汀	20mg，qd	20 - 60mg，qd	60mg

药物	初始剂量	维持剂量	最大日限剂量
度洛西汀	30mg, qn	60mg, qn	60mg
文拉法辛	37.5mg, qd	75～225mg, qd	225mg

5. 药动学特点　抗抑郁药大多口服吸收良好。阿米替林口服 8～12h 达血药浓度峰值，经肝代谢，主要代谢产物为去甲替林，主要经肾脏排泄，排泄较慢，血浆半衰期为 31～46h。丙米嗪主要经肝代谢，主要活性代谢产物为地昔帕明，本药约 70% 经肾排泄，半衰期为 9～24h。氟西汀用药后 1～2 周起效，主要在肝脏经 CYP2D6 酶代谢，主要代谢产物为有活性的去甲氟西汀，主要随尿排泄，本药和去甲氟西汀的半衰期分别为 1～4 日和 7～9 日。度洛西汀主要经 CYP2D6 和 CYP1A2 酶代谢，本药主要以代谢产物的形式排泄，消除半衰期平均约 12h。

6. 不良反应　治疗初期可出现抗胆碱能反应，如多汗、口干、视力模糊、排尿困难、便秘等；中枢神经系统不良反应可出现嗜睡、震颤、眩晕；可发生直立性低血压、中毒性肝损害等。

（六）抗惊厥药

1. 药理机制　抗惊厥药具有防止或减少中枢神经元病理性过度放电，提高正常脑组织兴奋阈的功能，具有治疗神经病理性疼痛的作用。

2. 分类

（1）钙离子通道调节剂　如加巴喷丁、普瑞巴林，通过调节电压门控钙通道 $\alpha 2\delta$ 亚基，减少兴奋性神经递质如谷氨酸、去甲肾上腺素和 P 物质释放，抑制痛觉过敏和中枢敏化。

（2）钠离子通道调节剂　如卡马西平、奥卡西平等，通过作用于 γ-氨基丁酸（GABA）受体而产生镇痛效应。

3. 临床应用　抗惊厥药物是治疗神经病理性疼痛的一线推荐用药，如三叉神经痛、舌咽神经痛、带状疱疹后神经痛、糖尿病性周围神经病理性疼痛等。

4. 用法用量　常见抗惊厥药的用法用量见表 1-8。

表 1-8　常见抗惊厥药的用法用量

药物	初始剂量	维持剂量	最大日限剂量
加巴喷丁	300mg, qn	900～1800mg/d	3600mg
普瑞巴林	25～75mg, bid	300～600mg/d	600mg
卡马西平	100～200mg, bid	200～1200mg/d	1200mg
奥卡西平	300～600mg/d	600～1800mg/d	1800mg

5. 药动学特点 钙离子通道调节剂的吸收受食物影响较小，不与血浆蛋白结合，基本不经肝脏代谢，没有重要的临床药物相互作用。加巴喷丁的药代动力学呈非线性，血药浓度达峰时间为 2～3h，半衰期为 5～7h；普瑞巴林的药代动力学呈线性，滴定和起效更快，血药浓度达峰时间小于 1h，半衰期为 6.3h。两药均以原型药物的形式经肾脏排泄，肾功能减退患者需调整剂量。

6. 不良反应 钙离子通道调节剂加巴喷丁和普瑞巴林常见的不良反应为剂量依赖的嗜睡和头晕。钠离子通道调节剂卡马西平和奥卡西平常见的不良反应有头晕、共济失调、嗜睡和疲劳等。

二、给药途径

疼痛治疗药物的给药途径是镇痛方案的重要影响因素，其给药途径包括口服给药、皮下给药、肌内给药、静脉给药、自控镇痛泵入给药、鞘内药物输注、透皮给药等。同一种药物，给药途径不同会产生不同的效果。近年来疼痛治疗技术不断发展，在疼痛性疾病的治疗中，新的给药途径对传统难治性疼痛的治疗效果也有了极大的改善，例如静脉自控泵入给药、鞘内微量泵泵入给药等被广泛应用。

1. 全身给药

（1）口服给药 是一种比较安全、经济、方便的给药途径，也是最常见的给药方法。药物经口服给药后，经过肠道的吸收而作用于全身，也会滞留在肠道的局部。口服给药符合"首选无创给药"原则，适用于胃肠功能良好患者的疼痛控制；也可作为大手术后其他镇痛方法（如静脉）的延续及多模式镇痛的组分。

（2）皮下注射 较口服吸收快而完全，一般注射后 5～15min 即生效，仅适用于容量少（1～2ml）且无刺激性的药液，故临床应用较少。

（3）肌内注射 对疼痛刺激的敏感性较低，油剂及混悬剂均以采用肌内注射为宜。

（4）静脉注射 作用快且剂量准确，主要用于急救或不能采用其他途径给药的药物，如容量大和刺激性大的药液。

2. 自控镇痛泵入给药 患者自控镇痛（patient controlled analgesia，PCA）是由医护人员根据患者身体一般情况和疼痛程度，预先设置镇痛药物剂量，再交由患者"自我管理"的一种疼痛控制技术。PCA 是通过 PCA 泵来实现的。

PCA 的优点如下：①与传统方法相比，患者自主控制；②可更好地实现个体化给药、按需给药；③可控性强，用药安全性高；④疗效确切，副作用较少；⑤节约护理时间，缩短住院时间。

PCA 按给药途径可分为静脉自控镇痛（patient‑controlled intravenous analgesia，PCIA)、硬膜外自控镇痛（patient‐controlled epidural analgesia，PCEA)、皮下自控镇痛（patient‐controlled subcutaneous analgesia，PCSA)、外周神经阻滞自控镇痛（patient‐controlled nervous analgesia，PCNA)。

PCIA采用的主要镇痛药有阿片类药物、曲马多等；PCEA常采用低浓度罗哌卡因或布比卡因等局麻药复合芬太尼、舒芬太尼、吗啡等药物；PCSA常用药物有吗啡、曲马多、羟考酮和丁丙诺啡等；PCNA常用药物是局麻药布比卡因和罗哌卡因，可在局麻药中加适量的麻醉性镇痛药。

PCA常用参数如下：负荷剂量（loading dose）即术后立刻给予、药物起效快，以达到滴定剂量目的；持续剂量（continuous dose）即保证稳定、持续的镇痛效果；单次注射剂量（bolus dose）即使用速效药物，迅速制止爆发痛，一般冲击剂量相对于日剂量的1/10~1/15；锁定时间（lockout time）即保证在给予第一次冲击剂量达到最大作用后，才给予第二次剂量，避免药物中毒。

3. 鞘内药物输注 鞘内药物输注系统是将药物通过埋藏体内的电脑输注泵输注至脊椎管内，作用于脊髓的作用位点。鞘内给药系统使用阿片类药物注射液（如吗啡），药物通过鞘内药物输注系统注入鞘内，直接与脊髓后角的阿片类结合，产生类似于内源性内啡肽和脑啡肽的作用，抑制P物质的释放，阻断疼痛信号的传递。鞘内给药用量极小，如吗啡鞘内用量相当于口服剂量的1/300，减少了药物不良反应的发生。

4. 局部给药 透皮给药系统是指将药物应用于皮肤上，穿过角质层进入真皮与皮下脂肪，以达到局部治疗作用，或由毛细血管和淋巴管吸收进入体循环，产生全身治疗作用的过程。透皮给药系统成为替代传统口服及注射给药方式的有效途径，不仅可以避免因口服给药而产生的肠胃内消化酶对药物的分解、破坏作用和肝脏首关效应，而且可以避免因静脉注射而引起的痛感和感染，最重要的是通过控制药剂输送的速率，有助于产生持续恒定的血药浓度，减低药物的毒副作用。

临床上很多局限性疼痛的治疗往往不需要全身给药，外用局部给药就足以产生有效的治疗作用，因此多种外用剂型包括乳膏剂、凝胶剂、凝胶膏剂、贴剂等透皮给药的剂型广泛应用于临床，可以产生从局部到全身的不同程度的治疗作用。

三、特殊人群的疼痛治疗

1. 儿童患者疼痛

（1）儿童患者疼痛的特点 ①小儿表达能力有限，不能较好地主诉疼痛，因而造成疼痛评估困难，查体结果也不很准确，治疗措施难以实施；②疼痛敏感性高，年龄越小越易感受疼痛，小儿的大脑控制能力差，皮层下常处于释放状态，会提高对疼痛的敏感性；③小儿疼痛的持续时间明显短于成人，常表现为阵发性疼痛，疼痛发生后，强度迅速减弱，表现为高起点短过程；④小儿疼痛是一种强烈的、不愉快的伤害性感受，可引起小儿类成人或超成人的反应，包括呼吸循环、激素代谢、免疫等，影响小儿的健康生长发育。此外，疼痛对小儿心理和精神也有很大影响；⑤小儿的新陈代谢快，但器官代谢能力较差，各项生理指标易发生急剧的变化。新生儿和婴儿的肝脏功能尚未发育成熟，其血浆蛋白水平和蛋白结合力较低，血浆游离药物浓度较高，此时应用麻醉性镇痛药易引起呼吸抑制，3个月以内的小儿，吗啡、哌替啶和芬太尼的半衰期明显延长。所以针对儿童疼痛，应根据年龄、体重及其解剖生理特点实施镇痛。

（2）儿童患者常用镇痛药物及用法用量

1）对乙酰氨基酚　儿科最常使用的非阿片类镇痛药仍然是对乙酰氨基酚。由于其毒副作用小，可定时用药，几乎可用作各类疼痛治疗的基础用药，轻度疼痛可单独使用，中度疼痛可与NSAIDs或可待因等联合应用。其镇痛剂量高于解热剂量，但达到一定剂量后产生"天花板效应"。本药在肝脏代谢，新生儿可以安全使用。口服30~60min后药物浓度达到峰值；直肠给药后需经过1~2.5h才能达到最大血药浓度；静脉给药起效快，但需在15min内缓慢输入。无论是何种给药途径，早产儿、足月儿和大于3个月小儿的最大日剂量分别为30mg/kg、60mg/kg、90mg/kg；对乙酰氨基酚超过最大日用剂量后（≥150mg/kg）可能产生肝脏毒性。营养不良和脱水患儿，如果使用剂量过大可能造成药物蓄积。

儿童需根据年龄、体重及其给药途径确定对乙酰氨基酚的剂量，对其推荐剂量见表1-9和表1-10。

表1-9　对乙酰氨基酚儿童口服和直肠给药推荐剂量

年龄	给药途径	负荷剂量（mg/kg）	维持剂量（mg/kg）	间隔时间（h）	最大日剂量（mg/kg）	最大剂量维持时间（h）
28~32周	口服	20	10~15	8~12	30	48
	直肠	20	15	12		
32~52周	口服	20	10~15	6~8	60	48
	直肠	30	20	8		
>3个月	口服	20	15	4	90	48
	直肠	40	20	6		

表 1 - 10　对乙酰氨基酚儿童静脉给药推荐剂量

体重（kg）	单次剂量（mg/kg）	间隔时间（h）	最大日剂量（mg/kg）
<5	7.5	4 ~ 6	30
5 ~ 10	7.5	4 ~ 6	30
>50	15	4 ~ 6	60

2）NSAIDs　该类药物在儿童使用的有效性，尤其是安全性还没有系统验证，因此药物说明书上不建议儿童使用。但是，国内外都有大量 NSAIDs 用于儿童镇痛的报道，但一般不推荐作为镇痛药物用于 3 个月以下婴儿。阿司匹林可能引起雷诺综合征因而不用于儿童。在目前所有使用的 NSAIDs 中，布洛芬不良反应最少，是使用安全证据最多的 NSAIDs，其次是双氯芬酸和塞来昔布，其在儿童中使用的推荐剂量可参考表 1 - 11。

表 1 - 11　NSAIDs 儿童应用推荐剂量

药物	口服剂量（mg/kg）	间隔时间（h）	最大日剂量（mg/kg）	应用年龄
布洛芬	4 ~ 10	6 ~ 8	40	>6 个月
双氯芬酸	1	8	3	>1 岁
塞来昔布	1.5 ~ 3	12	6	>1 岁

儿童在使用 NSAIDs 时，可能出现较成人更多的不良反应，故更应慎重。需注意如下事项：①NSAIDs 影响血小板聚集，延长出血时间。故禁用于有出血性疾病和接受抗凝治疗的儿童，手术范围广泛的大型外科手术后最好不用此类药物；②NSAIDs 抑制前列腺素介导的肾功能，应特别注意有肾脏疾病和脱水的患儿；③NSAIDs 不能与有肾毒性的药物合用；④NSAIDs 可以引起胃激惹和胃出血，食管和胃肠道手术患儿不宜使用，高风险的患儿，联合使用质子泵抑制剂（如奥美拉唑）和 H_2 受体拮抗剂可以降低胃肠道风险；⑤因为 NSAIDs 可使白三烯增加，加重哮喘，对有哮喘史的儿童，使用前必须确定以前安全使用过 NSAIDs，方可使用。重症哮喘患儿禁用 NSAIDs；⑥动物实验证实大剂量 NSAIDs 可影响骨发育，因此不建议儿童长时间大剂量使用该类药物；⑦对于新生儿，NSAIDs 可能影响脑和肺的血流调节，故不推荐使用。

3）阿片类药物　可待因、吗啡或美沙酮在口服时应尽可能选用缓释制剂或控释制剂。肌内注射阿片类药物起效较慢，血药浓度不稳定，会间断出现镇痛不全，而且肌内注射会引起疼痛，儿童多拒绝选择这一给药方式。所以目前常采用静脉内持续滴注阿片类药物的方法（PCIA），血药浓度稳定。可提供恒定的镇痛效应，而且不良反应也较少。

a. 吗啡　可采取皮下、口服、硬膜外、鞘内、静脉内或经直肠等途径给药，但因肝脏和胃肠道的首关效应，口服生物利用度较低。儿童的药代动力学与成人相似，但新生儿和 2 岁以内的婴儿，其蛋白结合率和代谢率较低，半衰期延长，其差别取决于孕龄和出生体重。给予正确剂量，对所有年龄的儿童均安全有效。使用剂量推荐如下。

Ⅰ. 口服　新生儿：每 4 ~ 6h 80μg/kg；儿童：每 4h 200 ~ 500μg/kg。

Ⅱ. 静脉和皮下　起始剂量：新生儿 25μg/kg 开始；儿童 50μg/kg 开始，根据患儿反应确定静脉和皮下持续输注速率：10 ~ 25μg/（kg·h）。

Ⅲ. 患者自控镇痛（PCA）　给药途径以 PCIA 为主，适用于 7 岁以上儿童。负荷剂量：5 ~ 50μg/kg，冲击剂量：10 ~ 20μg/kg，锁定时间：5 ~ 15min，背景剂量：0 ~ 20μg/（kg·h），依效果调整，适用于中重度疼痛。

Ⅳ. 护士控制疼痛（NCA）　冲击剂量：10 ~ 20μg/kg；锁定时间：20 ~ 30min；背景剂量：0 ~ 20μg/（kg·h）（＜5kg 不使用）。

b. 芬太尼　较吗啡脂溶性更强，起效较快，作用时间较短。在手术后可以小剂量冲击给药镇痛，还可以用于 PCA。注意新生儿因为药物清除率降低，半衰期延长，应当在严密监测下使用才能保证安全。使用剂量推荐如下。

Ⅰ. 单次静脉注射　0.5 ~ 1.0μg/kg，按镇痛效果滴定，新生儿减量。

Ⅱ. 持续静脉输注　0.3 ~ 0.8μg/（kg·h）。

Ⅲ. PCIA　负荷剂量：0.5 ~ 1.0μg/kg；背景剂量：0.1 ~ 0.5μg/（kg·h）；冲击剂量：0.1 ~ 0.2μg/kg；锁定时间：5 ~ 10min；最大剂量：1 ~ 2μg/（kg·h）。

c. 舒芬太尼　一种较芬太尼镇痛效应强 7 ~ 10 倍的强效镇痛药，比芬太尼的脂溶性更高，很容易穿过血-脑屏障，起效迅速。使用剂量推荐如下。

Ⅰ. 单次静脉注射　0.05 ~ 0.1μg/kg，按镇痛效果滴定。

Ⅱ. 持续静脉输注　0.02 ~ 0.05μg/（kg·h）。

Ⅲ. PCIA　负荷剂量：0.05 ~ 0.1μg/kg；背景剂量：0.02 ~ 0.05μg/（kg·h）；单次冲击剂量：0.01 ~ 0.02μg/kg；锁定时间：5 ~ 15min；最大剂量：0.1 ~ 0.2μg/（kg·h）。配制时，按 1.5 ~ 2μg/kg 配制在 100ml 液体中，使用 48h，背景输注 2ml/h，单次冲击为 0.5ml。

d. 曲马多　2021 年，国家药品监督管理局发布了关于修订曲马多注射剂、单方口服剂、栓剂和复方制剂药品说明书的公告，曲马多单方口服剂、栓剂和复方制剂禁用于 12 岁以下儿童。曲马多注射剂在儿童用药中提及：18 岁以下行扁桃腺切除术和/或腺样体切除术的儿童和 12 ~ 18 岁有其他可能增加曲马多呼吸抑制作用敏感性因素（肥胖、阻塞性睡眠呼吸暂停综合征或严重肺部疾病）的青少年，应在有抢救条件的医疗机构使用，密切监测呼吸缓慢或表浅、呼吸困难或嘈杂、嗜睡或疲软等有关呼吸问题的症状，加强监护，发现不良反应应及时停药。

2. 老年患者疼痛

（1）老年患者疼痛的特点　疼痛是老年人最常见的疾病之一。骨质疏松症、压缩性骨折、关节炎、退行性关节疾病等均可能引起老年人剧烈的疼痛，长期损伤、关节变化后对附近肌肉、神经产生影响，腰肌劳损、肩周炎等也会导致疼痛。老年慢性疼痛多为急性疾患及急性损伤愈合超过1个月后仍持续存在，或与慢性疾患病理过程有关的疼痛，其持续性或反复发作性疼痛可延续数月至数年。据文献报道，随年龄增长持续性疼痛的发生率相应增加，且以退休、丧偶的老人发生率较高，女性多高于男性。疼痛好发部位以背部、下肢、头面部居多。疼痛对老年人，特别是临终前老人的心理健康影响极大。慢性疼痛除影响中枢神经功能外，对自主神经系统的影响比急性疼痛更明显，且常表现为精神抑郁、失眠、食欲下降、生活活动兴趣低落等。老年人在小且短时间刺激时痛阈提高，相反的，在大且长时间的刺激时痛阈降低。

（2）老年患者疼痛治疗的原则　①采取创伤最小的医疗镇痛手段；②药物治疗从低剂量开始，缓慢增加药物剂量；③给予老年疼痛患者药物干预治疗之前应考虑年龄相关的药代动力学的改变可能使药物敏感性和副作用都增加；④充分注意对药物反应的差异，制定个体化镇痛治疗方案；⑤鉴于NSAIDs的副作用，要谨慎或尽量避免使用，对乙酰氨基酚可用于轻度疼痛患者；⑥阿片类镇痛药用于治疗中重度疼痛，使用长效缓释阿片制剂治疗慢性疼痛，同时用快速短效药物控制爆发痛，并根据爆发痛来准确滴定阿片药物剂量；⑦预见和及时处理阿片类药物所致的不良反应，包括恶心、便秘、嗜睡、谵语、耐受等；⑧老年人避免使用哌替啶、美沙酮；⑨密切监控长期接受治疗的老年患者可能出现的不良反应以及药物与药物、药物与疾病之间的相互作用；⑩对一些疼痛症状给予适当辅助药物治疗，如抗惊厥药物、抗抑郁药物等。

（3）老年患者使用镇痛药物的药代动力学特点　老年人经常同时使用几种药物，年龄增加使老人在药品反应和相互作用方面存在更高的风险。据报道，老年人药物不良反应发生情况是年轻人的2～3倍。由于组织受体数量的减少和（或）神经递质受体亲和力的减低，老年人对苯二氮䓬类和阿片类药物更敏感。当服用多种镇静药或抗胆碱能药物时，药物会发生协同作用，引起谵妄、深昏迷、尿潴留或便秘。衰老使非脂肪体重和总体水减少、脂肪组织增长，这会改变药物的分布、再分布和消除。脂溶性精神镇痛药物如芬太尼分布容量增加，而水溶性的药物如吗啡分布容积减少。心输出量、肝血流和肾脏清除率的年龄相关改变使肝脏和肾脏清除率减少，代谢减慢。

老年患者药物代谢动力学特点如下。

1）吸收与转运　年龄增长使胃肠供血减少，高龄老人可下降原 1/3 左右，黏膜上皮功能减退，有效吸收表面积缩小，减少胃酸，胃液 pH 发生改变，服用吲哚美辛和阿司匹林等药时易致胃肠出血、炎症和溃疡。

2）分布容积和代谢　随年龄增长而机体表观容积减少，个别缩减至年轻时的 10% ~ 25%，其药物分布量也相应降低。但由于脂肪增加而肌肉减少，药物分布与全身的浓度较年轻人增加，此时按体表面积给予常规剂量易出现中毒。

3）肾排泄　药物大多经肾排泄，年龄增加时肾实质、肾单位、肾小管的数目减少，肾小球滤过率（GFR）和肾小管的分泌作用递减 1%。当年龄大于 65 岁时，肾血流较年轻人减少近半，心衰或低血容量时可使肾血流进一步减少。

（4）老年患者常用镇痛药物及用法用量

1）对乙酰氨基酚　治疗老年人轻度疼痛的首选药物，它比 NSAIDs 容易耐受，可与多种镇痛药物配伍。若对乙酰氨基酚不能奏效，可考虑使用 NSAIDs，但它没有对乙酰氨基酚安全。

2）NSAIDs　通常用于关节炎或其他肌肉骨骼痛，老年人使用风险很高。使用 NSAIDs 的老年人要注意监测消化道出现的症状。使用 NSAIDs 的另一个风险是容量衰竭，会影响肾脏功能。

3）阿片类药物　是治疗老年中重度癌症疼痛的有效药物。由于老年人药物代谢和清除率的改变，使得体内药物浓度高、作用时间延长，因此老年人使用阿片类药物应从小剂量起始，缓慢加量，初始剂量应为年轻成人的 25% ~ 50%。

曲马多是可待因的类似物，通过激动阿片 μ 受体，抑制去甲肾上腺素和 5 - 羟色胺再摄取产生镇痛，呼吸抑制甚微，老年人耐受性好。而可待因由于其副作用强，可以导致更多的恶心、便秘，剂量高时老年人不能耐受。

对于重度疼痛，可以使用强阿片类药物，如氢吗啡酮、芬太尼、羟考酮等。首次使用阿片类药物的患者，由于羟考酮和氢吗啡酮半衰期短，不产生活性代谢产物，推荐这两种药物是不错的选择。美沙酮虽然镇痛效果好、耐受性好，但是由于半衰期过长，不建议用于老年癌症疼痛治疗。芬太尼透皮贴剂也不推荐作为老年患者一线镇痛药物，因为当患者有水肿或皮下组织缺乏时，低剂量贴剂无法奏效；而当老年患者初次使用或使用高剂量芬太尼贴剂时，会增加谵妄、跌倒、吸入的风险，尤其还必须警惕呼吸抑制的发生。只有当患者口服药物困难时，方可考虑使用芬太尼贴剂。此外，也应注意到，由于其半衰期长，通常在贴剂移除后，皮肤内仍有 50% 药物残留，产生后遗的不良反应。

4）辅助治疗药物 包括三环类抗抑郁药、抗惊厥药、苯二氮䓬类药物。三环类抗抑郁药可用于治疗神经病理性疼痛和睡眠障碍，对于老年患者，初始剂量从小剂量开始，晚上服用，逐渐加量。由于这类药物容易引起直立性低血压，增加心血管疾患风险，所以应谨慎使用。抗惊厥药物也同样用于神经病理性疼痛，加巴喷丁对于糖尿病性周围神经病理性疼痛有效，因其毒性低，适于老年患者服用。同时可以与低剂量的三环类抗抑郁药物联合使用，以增加疗效。建议初始剂量为 100mg/次，缓慢加量。但是也能引起失眠、头晕、共济失调和外周水肿等。苯二氮䓬类药物可以通过有效的镇静作用帮助患者减轻疼痛。

（5）老年人使用镇痛药物不良反应的处理 老年人阿片类药物的不良反应出现频率更高，包括便秘、恶心、瘙痒、镇静、谵妄以及尿潴留。应用阿片类药物产生的便秘在老年人中普遍存在，而且不会出现耐受。针对便秘，通常预防性地给予适当的缓泻剂来软化大便和促进胃肠蠕动。应在与服用阿片类制剂的同时服用缓泻剂，基本要伴随使用阿片类药物的全过程。初次使用阿片类药物的老年患者有可能出现恶心、呕吐，通常 2～3 日后症状逐渐减弱至消失，医生可在镇痛开始时给予小剂量的止吐药预防。虚弱的老年患者易出现过度镇静和认知障碍，和恶心相同，在几天后出现耐受。但是有些药物可能加重阿片类药物的镇定作用，增加其他意外的风险，因此应用阿片类药物的同时应停用其他中枢神经系统药物。

3. 脏器功能受损患者疼痛 在临床中，部分患者由于疾病进展或药物性损害等原因会出现肝、肾、心或肺等脏器功能异常。肝、肾功能异常相对较为常见，且肝、肾功能受损可对药物的代谢动力学造成显著影响。肝脏是主要的代谢器官，肾脏是主要的排泄器官，肝或肾功能不全可能导致药物吸收、分布、代谢和排泄等药动学过程发生改变，如药物与血浆蛋白的结合率改变、半衰期延长、AUC 增加等，可出现药物蓄积而致重度不良反应；而某些前体药物则因为肝脏活化能力下降，活性物质减少而致镇痛效果下降。对此类人群，应正确评估肝、肾功能，根据肝、肾功能水平选用适当的镇痛药物，同时根据病因给予保肝、保肾治疗，密切监测肝、肾功能，避免肝、肾功能继续受损。

（1）肝功能不全患者的疼痛 肝功能受损可使机体对药物的吸收、分布、代谢及排泄发生变化，长期的肝脏疾病可使肝脏的蛋白合成能力减弱，使血中血浆蛋白的数量降低或结合部位的性质发生改变，药物的蛋白结合减少，游离型药物浓度增加。同时当肝功能不全时，对药物的清除能力下降，容易发生蓄积，影响药物的效应并增加毒性。对于肝功能不全的疼痛患者，应监测肝脏氨基转移酶、胆红素、白蛋白、凝血时间等各项指标，结合病史及各项指标评估其肝功能状态，根据患者的实际情况选择合适的药物。

1）肝功能评估及分级　FDA 和 EMA 均推荐 Child – Turcotte – Pugh（CTP）评分表（表 1 – 12），用于肝功能不全患者药动学的研究以及肝功能评价和分级。

表 1 – 12　Child – Turcotte – Pugh（CTP）评分表

检查项目	分数		
	1	2	3
肝性脑病（级）	无	1 ~ 2	3 ~ 4
腹水	无	轻度	中度
总胆红素（μmol/L）	< 34	34 ~ 51	> 51
凝血酶原时间延长（s）	< 4	4 ~ 6	> 6
白蛋白（g/L）	> 35	28 ~ 35	< 28

注：CTP 评分 5 ~ 6 分：A 级，轻度肝功能不全；7 ~ 9 分：B 级，中度肝功能不全；10 ~ 15 分：C 级，重度肝功能不全。

2）肝功能不全患者常用镇痛药物及用法用量　对已发现有肝脏功能损害或怀疑肝脏储备功能较差的患者，一般不主张使用对乙酰氨基酚，可考虑 NSAIDs 或阿片类药物。

a. NSAIDs　多种 NSAIDs 具有潜在的肝毒性，在治疗剂量下 NSAIDs 能导致 10% 的患者出现肝脏受损的生化指标异常，但 ALT 明显升高的发生率低于 2%，其肝毒性可能与 COX 受体抑制有关。不同 NSAIDs 的肝毒性风险不同，本类药物中布洛芬的肝损害较小，双氯芬酸钠所致的 ALT 升高 3 ~ 10 倍的发生率为 3% 左右。昔康类在肝脏方面不良反应相对较少，吡罗昔康可能导致严重的肝损害，但发生率低。少数药物如双氯芬酸钠用于肝功能不全患者，其代谢情况与无肝病患者相同，多数 NSAIDs 可导致药动学和代谢情况发生变化，一般需根据患者的 CTP 评分调整用药。具体药物调整见表 1 – 13。

表 1 – 13　不同肝功能分级患者 NSAIDs 的使用建议

药物	肝功能 CTP 评分		
	A 级（5 ~ 6 分）	B 级（7 ~ 9 分）	C 级（> 9 分）
塞来昔布	无须调整	减量 50%	不推荐
帕瑞昔布	无须调整	应减量	禁用
美洛昔康	无须调整	无须调整	禁用
吡罗昔康	应减量	应减量	应减量
洛索洛芬钠片			禁用
布洛芬			禁用

药物	肝功能 CTP 评分		
	A 级（5~6分）	B 级（7~9分）	C 级（>9分）
双氯芬酸钠	无须调整	无须调整	应在严密的医疗监护下应用
依托考昔	不应超过 60mg，qd	不应超过 60mg，qod 或 30mg，qd	
氟比洛芬	慎用	慎用	禁用

b. 阿片类药物 对肝功能的影响相对较小，但大部分药物通过肝脏转化、消除，肝功能不全患者使用阿片类需慎重。肝功能不全可致阿片类药物活化受到影响，药效减弱，药物消除能力下降，药物可能蓄积引起中毒。而且阿片类药物可致便秘，使胺类代谢产物大量被肠道重吸收，可诱发肝性脑病。对于肝功能不全患者，阿片类所导致的便秘可能会引发严重后果。此外，部分肝功能不全患者合并有胆道疾病，某些阿片类药物可导致胆道压力升高甚至胆绞痛，因此需谨慎使用。

Ⅰ. 吗啡 为常用的阿片类镇痛药，肝功能不全可致吗啡的首关效应以及总体清除率下降，特别是肝衰竭患者，吗啡消除明显下降，药物蓄积导致毒副作用发生率上升。因此，对于应用吗啡镇痛的轻中度肝功能不全患者，应严密监测不良反应，尤其是中枢神经系统不良反应，同时注意保证大便通畅，必要时调整剂量和给药间隔时间；而对于重度肝功能不全患者，可考虑将给药间隔时间延长为原来的 2 倍。

Ⅱ. 羟考酮 在轻中度肝功能不全患者中的应用比较安全，与正常人相比较，轻中度肝功能不全患者的血浆羟考酮 C_{max} 和 AUC 均升高，必要时需调整剂量；对于重度肝功能不全患者，羟考酮的血药浓度变化较大，应慎重应用，起始剂量可调整为原来的 1/2~2/3，随后滴定剂量可低至原来的 1/3。

Ⅲ. 芬太尼 芬太尼透皮贴剂可能是目前中重度肝功能不全患者的最佳选择，芬太尼在肝脏中被代谢为无活性的产物，虽然肝功能下降会延迟其清除，但是其药动学与正常人相比无显著变化，芬太尼透皮贴剂的剂量通常不需要调整，长期应用需密切监视其毒性反应。

Ⅳ. 曲马多 应用于肝功能受损患者时，C_{max} 和 AUC 均有较明显的升高，必要时，应根据患者的需要适当调整用药。

其他阿片类药物如喷他佐辛、哌替啶等口服制剂可因首关效应下降，药物的生物利用度得到提高，其药动学与肝功能正常患者不同，必要时需调整剂量。

常见阿片类药物在肝功能不全患者中的应用见表 1-14。

表1-14 肝功能不全患者阿片类药物的使用建议

药物	轻度肝功能不全	中度肝功能不全	重度肝功能不全
吗啡	谨慎使用并监测不良反应		给药间隔延长2倍
羟考酮	调整剂量	调整剂量	起始剂量调整为 常规剂量的1/2~2/3
芬太尼	无须调整		
曲马多	给药间隔适当延长，严密监测肝功能		
可待因	禁用		

c. 辅助性药物 多数药物在肝功能下降患者体内均可出现药动学及代谢情况的变化，需选择肝毒性最小的药物，并根据肝功能水平调整用药。肝功能不全患者禁用卡马西平、阿米替林、度洛西汀等。对于轻中度肝功能不全患者，文拉法辛的起始剂量必须减少50%；对于肝硬化患者，其起始剂量需减少50%以上。

总之，肝功能不全患者在使用镇痛药物时，首先应对患者进行疼痛评分，同时需对肝功能状态进行正确评估，根据患者的疼痛程度和性质，结合肝功能评分结果选择最佳药物。多数NSAIDs可致肝损害，不同NSAIDs的肝毒性程度有所不同，慎用于肝功能损害患者，必要时需调整剂量，重度肝损害患者禁用大部分NSAIDs，其中双氯芬酸钠相对安全，可不需调整用药剂量。阿片类药物中，吗啡、羟考酮用于肝功能损害患者均需调整剂量，重度肝损害禁用；芬太尼为较佳选择，但使用时仍需密切监测不良反应。辅助性镇痛治疗药物的使用也需根据肝功能进行调整。

（2）肾功能不全患者的疼痛 肾功能不全对镇痛药物的药动学可产生显著影响。肾功能不全所致的胃肠功能紊乱、胃排空延缓等因素影响药物的吸收；水钠潴留及水肿所致的药物分布容积增加、酸碱平衡紊乱、蛋白结合率改变可影响药物在体内的分布及排泄。肾衰竭时，肾脏的药物代谢功能减退，主要经肾排泄的药物及活性代谢产物易在体内蓄积，肾小球滤过率<30ml/min，药物血浆半衰期随其下降而显著延长。药动学的诸多变化对药物的影响复杂，可导致镇痛药物的治疗效果下降，或药效增强致不良反应发生率及严重程度升高。

1）肾功能评估 肾小球滤过率（GFR）是评价肾功能的主要指标，目前各大指南提及多种成人GFR的计算公式，但常用的权威参考书推荐的公式主要为Cockcroft-Gault（肾脏病膳食改良试验）公式（CG公式）及简化的肾脏病膳食改良试验（MDRD）公式，因此临床主要参照这两个公式评价肾功能。临床上一般根据GFR值调整药物剂量。

a. CG公式 $GFR(ml/min) = [(140 - 年龄) \times 体重(kg)] / [72 \times Scr(mg/dl)]$
女性×0.85

b. MDRD 公式　　$GFR(ml/min) = 175 \times Scr(mg/dl)^{-1.154} \times 年龄^{-0.203}$

2）肾功能不全患者常用镇痛药物及用法用量　肾功能不全患者应尽量避免使用肾毒性药物，部分镇痛药物可致肾损害，尤其是 NSAIDs 具有明确的肾损害，使用本类药物可对肾脏造成进一步的损害，恶化肾功能；而且肾功能不全患者需避免使用主要经肾脏排泄的药物，以免药物蓄积。因此在遵循镇痛药物治疗原则的同时，需谨慎选择药物，必要时需根据药物的主要消除途径、药物毒性大小以及肾功能损害程度考虑是否需要以及如何调整给药剂量。

a. 对乙酰氨基酚　大剂量或长期使用对乙酰氨基酚可致肾功能改变。需根据肾功能情况调整给药方案：GFR 为 10～15ml/min，每 6h 给药 1 次；重度肾衰竭（GFR <10ml/min）每 8h 给药 1 次。对乙酰氨基酚可被血液透析清除，血液透析后应补给维持量，而腹膜透析后不必补给维持量。

b. NSAIDs　接受 NSAIDs 治疗的患者中，有 1%～5% 的患者会发生各种肾毒性综合征。正常人能代偿由 NSAIDs 抑制 PG 所引起的肾变化，而肾功能不全患者出现肾损害的危险性增大，因此应尽量避免使用 NSAIDs。

由于 NSAIDs 具有肾毒性且其多数经肾排泄，对于重度肾功能不全患者一般不推荐使用 NSAIDs，少数药物（如双氯芬酸钠）在肾衰竭患者体内的药物代谢物的血浆浓度显著升高，但可经胆汁清除，可谨慎使用。常见 NSAIDs 在肾功能不全患者中的应用见表 1 - 15。

表 1 - 15　肾功能不全患者 NSAIDs 的使用建议

药物	轻中度肾功能不全	肾衰竭
美洛昔康	无须调整剂量，GFR <25ml/min 者不应超过 7.5mg/d	—
吡罗昔康	肾功能不全患者慎用	—
洛索洛芬	—	禁用
布洛芬	—	禁用
双氯芬酸钠	—	GFR <10ml/min，代谢物的血浆浓度升高，但可经胆汁清除
依托考昔	无须调整剂量，GFR <30 ml/min 者不推荐使用	—
氟比洛芬	肾功能不全患者慎用，需减少用量	—

c. 阿片类药物　相比于 NSAIDs，阿片类药物几乎无肾毒性，但不少药物主要经肾脏排泄，使用时应避免药物蓄积导致严重不良反应。EAPC 于 2012 年颁布的新版指南指出，对于严重肾功能损害患者应慎用阿片类药物。

Ⅰ．吗啡　吗啡及其活性代谢产物主要经肾脏排泄，肾功能不全患者如应用吗啡缓释剂型，吗啡及其活性代谢产物的血药浓度增加，可引起中毒反应，表现为昏迷、深度呼吸抑制以及瞳孔极度缩小，常伴有血压下降、严重缺氧以及尿潴留，其中呼吸麻痹是致死的主要原因。因此不推荐应用吗啡缓释制剂，尤其是对于肾衰竭患者，除非患者的肾功能稳定，且应用的镇痛药物剂量稳定，同时考虑根据患者的肾小球滤过率调整给药剂量，必要时给药间隔时间也应适当延长。对于爆发痛，小剂量的吗啡即释剂型仍然可以应用。

Ⅱ．羟考酮　其代谢产物不具有活性，肾功能不全对其影响相对较小，肾功能不全患者的羟考酮血药浓度及 AUC 升高，故在采取保守的剂量滴定法的情况下，羟考酮的应用是安全的，但需根据临床反应和 GFR 调整剂量；重度肾功能不全（GFR < 10ml/min）可引起较严重的药物蓄积，引发严重的中枢神经系统抑制，应禁用羟考酮。

Ⅲ．芬太尼　其代谢产物同样不具有活性，且仅 10% 以原形经肾脏排泄，故肾功能不全引起的无活性代谢产物的蓄积，不会导致严重的毒性反应，因此肾功能不全患者可在严密监测其毒副作用的情况下长期应用芬太尼透皮贴剂；轻度肾功能不全者无须减量；中重度肾功能不全者可根据肾小球滤过率适当减量，因其相对安全，减量幅度小于吗啡和羟考酮，镇痛效果较后两者为优。

Ⅳ．曲马多　在肾功能受损患者中，其 AUC 增幅较大，终末半衰期延长，对个体患者，应考虑必要时延长用药间隔时间。常见阿片类药物在肾功能不全患者中的应用见表 1 – 16。

表 1 – 16　肾功能不全患者阿片类药物的使用建议

药物	CFR （ml/min）		
	> 50	10 ~ 50	< 10
吗啡	原剂量	减量至 50% ~ 70%	减量至 25% ~ 50%
羟考酮	原剂量	减量至 50%	禁用
氢吗啡酮	原剂量	减量至 25% ~ 50%	慎用
芬太尼	原剂量	减量至 50% ~ 100%	减量至 50%
曲马多	原剂量	用药间隔适当延长，严密监测肾功能	
地佐辛	原剂量	减量使用	
布托啡诺	原剂量	初始剂量时间应延长 6 ~ 8h，随后剂量按患者反应调整	
丁丙诺啡	原剂量	无须调整	
可待因	原剂量	禁用	

对透析患者应用阿片类药物时需特别谨慎，血液透析对吗啡原药及其代谢产物的清除率较高，会对其血药浓度产生极大的影响，透析当天吗啡的血药浓度下降速度快且幅度大，可能在与靶器官结合前就被透析膜滤过，从而导致镇痛效果降低，患者的需要量增加，透析间期出现血药浓度反跳，吗啡和活性代谢物会诱发严重的毒性反应，故如有可能，尽量避免应用吗啡。基于羟考酮与吗啡相似的原因，故不考虑在透析患者中应用。芬太尼不易透过透析膜，可以维持稳定的血药浓度，一般情况下可不需调整剂量，为透析患者镇痛的一线用药。

d. 辅助性药物　对于肾功能不全者患者，慎用加巴喷丁、普瑞巴林。

Ⅰ. 加巴喷丁　主要以原形通过肾脏排泄从全身循环系统中消除，在人体内的代谢不明显；其消除半衰期是 5～7h，并且不随剂量或多次给药而改变；消除速率常数、血浆清除和肾清除与肌酐清除率直接成正比。肾脏功能损伤的患者，加巴喷丁血浆清除率下降。加巴喷丁可通过血液透析从血浆中清除。因此肾功能损伤患者或进行血液透析的患者需进行剂量调整，见表 1-17。

表 1-17　不同肾功能患者加巴喷丁用药剂量调整

肌酐清除率（ml/min）	每日用药总量（g/d）	剂量方案（g）
>60	1.2	0.4, tid
30～60	0.6	0.3, bid
15～30	0.3	0.3, qd
<15	0.15	0.3, qod
血液透析	—	0.2～0.3

注：未接受过加巴喷丁治疗的血液透析患者的初始剂量为 0.3～0.4g，然后每透析 4h 给加巴喷丁 0.2～0.3g。

Ⅱ. 普瑞巴林　主要经肾脏排泄清除，其平均消除半衰期为 6.3h。其血浆清除率和肾脏清除率均与肌酐清除率有直接比例关系。因此肾功能损伤的患者或进行血液透析的患者需进行剂量调整，见表 1-18。

表 1-18　不同肾功能患者普瑞巴林用药剂量调整

肌酐清除率（ml/min）	每日用药总剂量（mg/d）				剂量方案（mg）
≥60	150	300	450	600	bid 或 tid
30～60	75	150	225	300	bid 或 tid
15～30	25～50	75	100～150	150	qd 或 tid
<15	25	25～50	50～75	75	qd
血液透析后的补充剂量					

按 25mg 每日 1 次服药患者：单次补充剂量为 25mg 或 50mg
按 25～50mg 每日 1 次服药患者：单次补充剂量为 50mg 或 75mg
按 50～75mg 每日 1 次服药患者：单次补充剂量为 75mg 或 100mg
按 75mg 每日 1 次服药患者：单次补充剂量为 100mg 或 150mg

注：每日用药总剂量（mg/d）除以每日服药次数，得到每次服药剂量（mg/次）；血液透析后的补充剂量是每次额外给药。

总之，肾功能不全患者在使用镇痛药物时，首先需对患者进行疼痛评估，同时需对肾功能状态进行评分，根据患者的疼痛程度和性质，结合肾功能评分结果选择最佳药物。NSAIDs 多具有肾毒性，肾功能不全患者尽量避免使用此类药物；阿片类药物的肾毒性少见，但多数药物主要经肾脏排泄，肾功能不全患者使用可导致药物蓄积；芬太尼、美沙酮、丁丙诺啡等可在密切监测的情况下用于肾功能不全患者。

第五节 疼痛处方审核

一、处方审核

处方审核是指药学专业技术人员运用专业知识与实践技能，根据相关法律法规、规章制度与技术规范等，对医师在诊疗活动中为患者开具的处方，进行合法性、规范性和适宜性审核，并做出是否同意调配发药决定的药学技术服务。

审核的处方包括纸质处方、电子处方和医疗机构病区用药医嘱单。

处方审核是保证患者药物治疗安全、有效的重要药学服务措施。

二、审核流程

药师接收待审核处方，对处方进行合法性、规范性、适宜性审核。

若经审核判定为合理处方，药师在纸质处方上手写签名（或加盖专用印章）、在电子处方上进行电子签名，处方经药师签名后进入收费和调配环节。

若经审核判定为不合理处方，由药师负责联系处方医师，请其确认或重新开具处方，并再次进入处方审核流程。

三、审核要点

疼痛处方中涉及的药品有麻醉药品（如吗啡、羟考酮、芬太尼等）、精神类药品（如氯胺酮、曲马多、丁丙诺啡透皮贴等）、普通药品（如 NSAIDs、阿米替林、加巴喷丁、普瑞巴林等）。

（一）麻醉药品处方审核要点

1. 处方权限审核　开具麻醉药品处方的医师，需要取得本院麻醉药品处方权。

2. 相关资料审核　门（急）诊癌症疼痛患者和中重度慢性疼痛患者需长期使用麻醉药品的，首诊医师应当亲自诊查患者，建立相应的病历，要求其签署《知情同意书》。

病历中应当留存下列材料复印件：①二级以上医院开具的诊断证明；②患者户口本、身份证或者其他相关有效身份证明文件；③为患者代办人员的身份证明文件。

3. 专用处方审核　吗啡、羟考酮、芬太尼等麻醉药品是否使用麻醉专用处方。麻醉药品处方印刷用纸为淡红色，右上角标注"麻"。

4. 条目规范性审核　麻醉药品处方前记、正文和后记是否符合《处方管理办法》及《麻醉药品管理条例》等有关规定。处方前记是否填写患者身份证明编号、代办人姓名及身份证明编号。

5. 适宜性审核　处方用药适宜性的审核是处方审核的重点和难点，是对处方用药的安全性、合理性、有效性、经济性做出判断，并对存在安全性、合理性的用药问题进行事先干预。麻醉处方适宜性审核主要包括以下几个方面。

（1）处方用药与临床诊断是否相符　是指处方用药的适应证是否符合临床诊断。审方药师首先需根据患者的临床诊断，判断该患者的疼痛属于急性疼痛还是慢性疼痛，疼痛性质属于伤害感受性疼痛还是神经病理性疼痛。迅速判断医生是否根据该疾病的相关治疗指南及专家共识选择了治疗方案，首选一线推荐药物，若一线推荐药物存在用药禁忌或用药风险，可选择二线推荐药物。处方上每一种药都应与临床诊断相符，如不相符，药师应与医师沟通，更换药品。如诊断不全，应补全诊断。

麻醉药品如吗啡、羟考酮、芬太尼主要用于中重度疼痛的治疗，对于骨关节炎初次就诊的患者，疼痛程度为轻度，开具吗啡、羟考酮等麻醉药品镇痛，则存在处方用药与临床诊断不相符的情况。阿片类药物缓（控）释透皮贴剂芬太尼贴不适用于术后疼痛，因该药起效慢，在用药 12～24h 内血药浓度达稳定，且消除慢，易中毒。

（2）给药剂量与用法是否正确　正确的给药剂量，是保证有效血药浓度的基础，能保证治疗有效。剂量（包括药物浓度）过大或过小均不适宜，更不可超出最大剂量或极量。两次给药间隔时间应根据药物的药动学参数消除半衰期来定，对于半衰期长的药物，给药间隔时间可长些；对于半衰期短的药物，给药间隔时间就短些。

阿片类药物吗啡、羟考酮、芬太尼等镇痛作用强，无"天花板效应"，用于镇痛时不受日限剂量的限定，其最佳的剂量即产生最大镇痛作用与不产生严重不良反应之间平衡时的用药剂量。

审方药师同时需根据药物的剂型、药代动力学特点审核镇痛药物的用法用量，如吗啡缓释片、羟考酮缓释片均为每12h服用一次。芬太尼透皮贴每贴可持续贴72h，在躯干或上臂未受刺激及未受照射的平整皮肤表面贴用。

（3）剂型与给药途径是否相符　剂型是根据临床治疗的需求和药物的性质不同而设计成不同的剂型，如片剂、胶囊剂、缓（控）释片（胶囊）、注射剂、透皮吸收贴剂等。各类制剂特点不同，发挥作用的速度也不一样，给药途径也各有差异。临床使用药物应根据患者的病情选择不同的剂型。如吗啡缓释片和羟考酮缓释片要求必须整片吞服，不可掰开、碾碎或咀嚼。对于管饲给药的晚期癌症疼痛患者，开具阿片类药物的缓释剂型是不适宜的。

（4）是否存在重复用药　在治疗疾病的过程中，常需要联合用药，医生不能了解所有药品的成分或在不知情的情况下，可能同时使用相同的药物，造成重复用药。对于癌症疼痛患者，同时开具吗啡缓释片和羟考酮缓释片是不适宜的，因不推荐两种强阿片类药物联合使用。但对于癌症疼痛患者，同时开具吗啡缓释片和吗啡片是适宜的，因吗啡缓释片是用于该癌症疼痛患者的维持用药，而吗啡片是用于癌症疼痛爆发痛的解救。

阿片类药物同一药品有不同品规，癌症疼痛患者使用羟考酮缓释片50mg q12h po镇痛，医生开具处方：羟考酮缓释片40mg q12h po和羟考酮缓释片10mg q12h po。这张处方是合理的，羟考酮缓释片规格有5mg、10mg、20mg、40mg，因缓释片不能掰开服用，患者每次剂量是50mg，处方开具40mg和10mg各1片，不属于重复用药，药师审方时应考虑该患者的实际用量及该药品的品规问题。

（5）是否存在用药禁忌　用药禁忌包括特殊人群（儿童、老人、肝肾功能不全者、过敏的患者等）禁忌和疾病禁忌。阿片类药物如吗啡、羟考酮禁用于肺源性心脏病代偿性失调患者，因其可抑制呼吸中枢，减低呼吸中枢对二氧化碳的敏感性，抑制咳嗽反射，可导致呼吸衰竭。

（6）处方限量　审方药师需根据《处方管理办法》审核麻醉药品处方限量。为门（急）诊患者开具的麻醉药品注射剂，每张处方为一次常用量；缓（控）释制剂，每张处方不得超过7日常用量；其他剂型，每张处方不得超过3日常用量。为门（急）诊癌症疼痛患者和中重度慢性疼痛患者开具的麻醉药品注射剂，每张处方不得超过 3 日常用量；缓（控）释制剂，每张处方不得超过 15 日常用量；其他剂型，每张处方不得超过 7 日常用量。

对于门诊癌症疼痛患者，一张处方开具芬太尼透皮贴 30 日常用量，则已超处方限量。因芬太尼透皮贴属阿片类药物缓（控）释制剂，一张处方量应调整为 15 日常用量。

（二）精神类药品处方审核要点

精神类药品是指直接作用于中枢神经系统，使之兴奋或抑制，连续使用能产生依赖性的药品。精神类药品分为第一类精神药品和第二类精神药品。

1. 处方权限审核　开具精神类药品处方的医师，是否已取得本院相应的精神类药品处方权。

2. 专用处方审核　氯胺酮等第一类精神药品是否使用精一专用处方。第一类精神药品处方印刷用纸为淡红色，右上角标注"精一"。

曲马多、丁丙诺啡透皮贴等第二类精神药品是否使用精二专用处方。第二类精神药品处方印刷用纸为白色，右上角标注"精二"。

3. 适宜性审核

（1）处方用药与临床诊断是否相符　如丁丙诺啡透皮贴属于阿片类药物缓（控）释透皮贴剂，起效慢，3 日才达最大镇痛效果；消除慢，易中毒，难解救，停药后 24h 仍有效。故不适用于术后疼痛和急性疼痛。

（2）给药剂量与用法是否正确　审方药师需根据药物的剂型、药代动力学特点审核镇痛药物的用法用量，如曲马多缓释片为每 12h 服用一次；丁丙诺啡透皮贴每贴可持续贴 7 日，应贴于平整、无疤痕、无破损的皮肤上，可贴在上臂外侧、上胸壁、上背部和胸侧。

还需注意镇痛药物的最大日限剂量，如曲马多要求不超 400mg/d。

（3）是否存在用药禁忌　审核处方时，需关注儿童、老年人、孕妇及哺乳期妇女、脏器功能不全患者是否有禁忌使用的药物，患者用药是否有食物及药物过敏史禁忌证、诊断禁忌证、疾病史禁忌证与性别禁忌证等。如怀孕期间妇女慢性下腰痛，禁用丁丙诺啡透皮贴。

（4）处方限量　为门（急）诊患者开具的第一类精神药品注射剂，每张处方为一次常用量；缓（控）释制剂，每张处方不得超过 7 日常用量；其他剂型，每张处方不得超过 3 日常用量。第二类精神药品一般每张处方不得超过 7 日常用量；对于慢性病或某些特殊情况的患者，处方用量可以适当延长，医师应当注明理由。

例如，对于门诊患者，若一张处方开具曲马多缓释片 15 日常用量，则已超处方限量。曲马多缓释片属中枢镇痛药，为第二类精神药品，一张处方量应调整为 7 日常用量。

（三）普通药品处方审核要点

1. 处方权限审核 开具药品处方的医师，是否已取得本院药品处方权。

2. 适宜性审核

（1）处方用药与临床诊断是否相符 患者临床诊断为三叉神经痛，其疼痛性质属神经病理性疼痛，处方用药选择 NSAIDs，存在用药品种不适宜；建议选择一线治疗药物卡马西平（A 级证据，强烈推荐）和奥卡西平（B 级证据，推荐）。

患者大型手术围手术期选用抗惊厥药普瑞巴林或加巴喷丁镇痛，审方药师会疑惑，围手术期镇痛为何会选择抗惊厥药呢？是否存在用药品种选择不适宜？其实该选药是适宜的，国内外指南均强烈推荐将加巴喷丁或普瑞巴林作为术后多模式镇痛的一部分，不仅可降低术后阿片类药物的用量，而且能降低患者术后的疼痛评分。手术刺激与中枢或外周敏化有关，抑制中枢敏化的发生发展可改善术后疼痛。加巴喷丁或普瑞巴林主要通过与中枢神经系统神经元突触前末梢电压门控通道的 α2δ 亚基结合，从而抑制钙离子内流，减少谷氨酸、去甲肾上腺素、5－羟色胺、多巴胺和 P 物质等兴奋性神经递质释放，降低神经突触兴奋性，达到抑制痛觉过敏和中枢敏化的目的。

（2）给药剂量与用法是否正确 审方药师需关注镇痛药物的剂量、用法是否正确，单次处方总量是否符合规定。如 NSAIDs 镇痛作用有"天花板效应"，需关注药物剂量是否超过其最大日限剂量。如美洛昔康的最大日限剂量为 15mg，塞来昔布的最大日限剂量为 400mg，帕瑞昔布的最大日限剂量为 80mg。

（3）是否存在重复用药 因为 NSAIDs 的血浆蛋白结合率高，故不能同时使用两种 NSAIDs。同类 NSAIDs 中，一种效果不佳，更换另外一种药物可能有较好作用。

钙离子通道调控剂加巴喷丁和普瑞巴林不建议联合使用；钠离子通道调控剂卡马西平和奥卡西平不建议联合使用，以免增加不良反应的发生。

（4）是否存在配伍禁忌 药物的配伍禁忌是指两种或两种以上的药物配伍在一起，引起药理上或物理化学上的变化，影响治疗效果，甚至影响患者用药安全的配伍。配伍禁忌包括体外配伍禁忌和体内不良相互作用。如氟比洛芬酯注射液禁止与洛美沙星、诺氟沙星、依诺沙星合用，因合用有导致抽搐发生的可能。曲马多不能与单胺氧化酶抑制剂、三环类抗抑郁药或选择性 5－羟色胺重吸收抑制剂等联用，以免发生 5－羟色胺综合征。

（5）是否存在用药禁忌 因为磺胺类药物均含"对氨基苯磺酰胺"

（—SO₂NH₂）基本结构。含类似结构的许多药物与磺胺类药物存在交叉过敏的风险。所以已知对磺胺过敏者，不可使用塞来昔布；已知对磺胺类药物超敏者，不可使用帕瑞昔布。

患者在选用 NSAIDs 前，需对其胃肠道损伤及心脑肾危险因素进行评估，对胃肠道及心血管风险高危患者，应避免使用 NSAIDs，使用替代治疗。

参考文献

［1］陆进，樊碧发．疼痛药物治疗的药学监护［M］．北京：人民卫生出版社，2019．

［2］癌症疼痛诊疗规范（2018 年版）［J］．临床肿瘤学杂志，2018，23（10）：937－944．

［3］癌症疼痛诊疗上海专家共识（2017 年版）［J］．中国癌症杂志，2017，27（04）：312－320．

［4］陈新谦，金有豫，汤光．新编药物学［M］．18 版．北京：人民卫生出版社，2018．

［5］复方阿片类镇痛药临床应用中国专家共识［J］．中华医学杂志，2018，98（38）：3060－3063．

［6］陆进，樊碧发．疼痛药物治疗的药学监护［M］．北京：人民卫生出版社，2019．

［7］刘延青，崔建君．实用疼痛学［M］．北京：人民卫生出版社，2013．

［8］中华医学会运动医疗分会．外用 NSAIDs 疼痛治疗中国专家委员会．外用非甾体抗炎药治疗肌肉骨骼系统疼痛的中国专家共识［J］．中国医学前沿杂志，2016，8（7）：24－27．

［9］中华医学会骨科学分会关节外科学组．骨关节炎诊疗指南［J］．中华骨科杂志，2018，38（12）：705－715．

［10］国家卫生健康委员会医管中心加速康复外科专家委员会．中国加速康复外科围手术期非甾体抗炎药临床应用专家共识［J］．中华普通外科杂志，2019，34（3）：283－288．

［11］万丽，赵晴，陈军，等．疼痛评估量表应用的中国专家共识（2020 年版）［J］．中华疼痛学杂志，2020，16（3）：177－187．

［12］宋学军，樊碧发，万有，等．国际疼痛学会新版疼痛定义修订简析［J］．中国疼痛医学杂志，2020，2（9）：641－644．

［13］吴新荣，杨敏．药师处方审核培训教材［M］．北京：中国医药科技出版社，2019．

第二章 | 急性疼痛

急性疼痛是指短期存在，通常发生于伤害性刺激之后的疼痛。急性疼痛是由于躯体受损后立即产生的疼痛，其可使组织损伤，造成行为及生理学的改变。急性疼痛不仅会增加患者痛苦和并发症，甚至会演变成慢性疼痛，降低患者生活质量。急性疼痛通常包括手术后疼痛、创伤痛、内脏痛和分娩疼痛等。

第一节　手术后疼痛

一、疾病简介

（一）定义

手术后疼痛（postoperative pain）是手术后即刻发生的急性疼痛，包括躯体痛和内脏痛，通常持续不超过 3~7 日。手术后疼痛是伤害性疼痛，如果不能在初始状态下被充分控制，则可能发展为慢性疼痛，其性质也可能转变为神经病理性疼痛或混合性疼痛。

（二）特征

手术后早期，一方面患者一般表现为手术创口的疼痛，即手术操作造成的各层组织切口和分离组织损伤愈合前的疼痛；另一方面为手术后空腔脏器功能完全恢复前的胀气、积液等引起的胀痛和牵拉痛。此外，还有手术后组织反应所致水肿造成的胀痛以及其他原因引起的胀痛。

（三）对机体的影响

手术后疼痛是机体受到手术损伤后的一种反应，包括生理、心理和行为等。若手术后疼痛未得到充分控制，将为机体带来一系列不利影响，举例如下。

（1）增加耗氧量，影响缺血脏器。

（2）心率增快，血管收缩，心脏负荷增加，心肌耗氧量增加，增加冠心病患者心肌缺血及心肌梗死的危险性。

（3）触发有害脊髓反射弧，降低肺功能，导致呼吸浅快，通气量减少，无法有力地咳嗽，无法清除呼吸道分泌物，导致肺不张和手术后肺部并发症。

（4）减少胃肠蠕动，延迟胃肠功能恢复。

（5）减弱尿道及膀胱肌运动力，引起尿潴留。

（6）增加肌张力，限制机体活动；促发深静脉血栓，甚至肺栓塞等。

急性疼痛不仅会增加患者痛苦和并发症，还会演变成慢性疼痛，降低患者生存质量。

（四）评估原则

（1）需分别评估静息和运动时的疼痛强度。

（2）记录镇痛方案的调整及其治疗效果，包括不良反应。如患者镇痛控制不佳，疼痛评分仍在中度以上，此时需讨论镇痛效果不佳的原因，并调整镇痛方案；出现不良反应，需对其与药物的因果关系进行判断，并采取对应的处理措施，追踪并记录不良反应的转归。

（3）对突发的剧烈疼痛应立即评估，并及时处理和再次疼痛评估。

二、指南推荐的治疗方案

（一）治疗目的

手术后疼痛治疗的目的是在安全和最低副作用的前提下，达到良好的镇痛效果，并且提高患者的满意度。

手术后疼痛的控制目标如下：①患者的疼痛评分≤3分；②24h内的爆发痛发作频率≤3次；③24h内需要镇痛药物≤3次；④消除患者对手术的恐惧及焦虑情绪；⑤术后患者尽早进行无痛功能锻炼；⑥降低术后并发症。

（二）常用治疗药物

国内外多个指南及专家共识推荐治疗成人手术后疼痛的药物包括NSAIDs，阿片类药物，局部麻醉药及其他镇痛药（如加巴喷丁、普瑞巴林、右美托咪定等）；推荐治疗小儿术后疼痛的药物包括对乙酰氨基酚，NSAIDs（布洛芬、双氯芬酸、塞来昔布），阿片类药物（吗啡、芬太尼、舒芬太尼），局部麻醉药（布比卡因、左旋布比卡因、罗哌卡因）等。

国内外多个指南及专家共识中均推荐采用多模式镇痛的方法治疗手术后疼痛。多模式镇痛即联合使用作用于疼痛通路中不同靶点及不同作用机制的镇痛药物或镇痛技术，以获得相加或协同的镇痛效果，减少药物剂量，降低相关不良反应，达到最大效应/风险比。

1. 镇痛药物的联合使用 主要包括：①阿片类药物或曲马多与对乙酰氨基酚联合，可减少阿片类药物用量；②对乙酰氨基酚与NSAIDs复合应用，两者各使用常规剂量的 1/2，可发挥镇痛相加或协同作用；③阿片类药物或曲马多与 NSAIDs 联合，在大手术后使用常规剂量的 NSAIDs 可节约阿片类药物用量，尤其是可能达到患者清醒状态下的良好镇痛；④阿片类药物尤其是高脂溶性的芬太尼或舒芬太尼与局麻药联合用于 PCEA；⑤氯胺酮、曲马多、加巴喷丁、普瑞巴林以及 α_2 肾上腺素能受体激动药可乐定硬膜外给药或小剂量右美托咪定等术前应用，也可减低手术后疼痛和手术后阿片类药物的用量。《美国术后疼痛管理指南》（2016 年版）强烈推荐将对乙酰氨基酚和塞来昔布等 NSAIDs 作为多模式镇痛的一部分（禁忌证除外）。

由多模式镇痛推荐的用药方案可以看出，对乙酰氨基酚及其他 NSAIDs 是术后镇痛最常用的药物。NSAIDs 用于手术后镇痛的主要指征如下：①中小手术术后镇痛或作为局部镇痛不足时的补充；②与阿片类药物或曲马多联合或多模式镇痛用于大手术镇痛，有显著节约的阿片类药物作用；③停用 PCA 后，大手术残留痛的镇痛；④选择性 COX－2 抑制剂塞来昔布术前口服有增强术后镇痛作用和节约吗啡的作用。

2. 镇痛方法的联合应用　局麻药切口浸润、超声引导下的区域阻滞或外周神经阻滞可单独用于手术后镇痛，但常镇痛不全，可与全身性镇痛药（NSAIDs 或曲马多或阿片类药物）联合应用，在局部用药基础上全身用药，明显降低患者镇痛药的需用量，药品不良反应发生率低。

临床需根据不同类型手术后预期疼痛强度、临床因素及患者情况制定个体化多模式镇痛方案（表 3－1）。

表 3－1　不同类型手术后预期疼痛强度及术后多模式镇痛方案

预期术后疼痛程度	手术类型	多模式镇痛方案
重度	开胸术	①单独超声引导下外周神经阻滞，或配合 NSAIDs 或阿片类药物 PCEA
	开腹术	
	大血管手术	②乙酰氨基酚＋NSAIDs 和局麻药切口浸润
		③NSAIDs（禁忌证除外）与阿片类药物（或曲马多）联合
	全膝、髋关节置换术	④硬膜外局麻药复合高脂溶性阿片类药物 PCEA
中度	肩背部手术	①超声引导下外周神经阻滞或与局麻药局部阻滞配伍
	子宫切除术	②方案①＋对乙酰氨基酚或 NSAIDs
		③硬膜外局麻药复合高脂溶性阿片类药物 PCEA
	颌面外科手术	④NSAIDs 与阿片类药物联合行 PCIA
轻度	腹股沟疝修补术	①局部局麻药切口浸润和（或）外周神经阻滞，或全身应用对乙酰氨基酚或 NSAIDs 或曲马多
	静脉曲张	②方案①＋小剂量阿片类药物
	腹腔镜手术	③对乙酰氨基酚＋NSAIDs

（三）给药途径和给药方案

1. 全身给药

（1）口服给药 无创、使用方便，适用于神志清醒、非胃肠手术和手术后胃肠功能良好患者的手术后轻中度疼痛的控制；作为大手术后其他方法（如静脉）镇痛的延续；用作其他给药途径（如预防性镇痛）的补充或多模式镇痛的组分。

口服给药因肝-肠首关效应以及有些药物可与胃肠道受体结合，生物利用度不高。药物起效较慢，调整剂量时既应考虑药物的血药浓度达峰时间，又要参照血浆蛋白结合率和组织分布容积。禁用于吞咽功能障碍和肠梗阻患者。手术后重度恶心、呕吐和便秘者慎用。

（2）肌内注射给药和皮下注射给药 肌内注射适用于门诊手术和短小手术术后单次给药，连续使用不超过 3～5 日，起效快于口服给药，但存在注射痛、重复给药易出现过量问题。皮下给药虽有注射痛的不便，但可通过植入导管持续给药的方法减少单次用药剂量，作为长期给药途径，应用比肌内注射给药更便捷。

（3）静脉注射给药 单次或间断静脉注射给药适用于门诊手术和短小手术，但血药浓度峰谷比大，镇痛效应不稳定，对术后持续痛者，需按时给药。注意监测有无静脉炎的发生。

（4）持续静脉注射给药 一般先给负荷量，阿片类药物最好以小量分次注入的方式，滴定至合适剂量，达到镇痛效应后，以维持量维持镇痛作用。

2. 局部给药

（1）局部浸润 能够阻止外周伤害性刺激的传入，为许多手术操作提供良好的术后镇痛效果。术后多模式镇痛时，在切口以长效局麻药浸润可以减少全身镇痛药的用量。

（2）外周神经阻滞 适用于相应神经丛、神经干支配区域的术后镇痛。该方法对呼吸、循环功能影响小，有利于术后功能锻炼，特别适于老年患者、接受抗凝治疗患者和心血管功能代偿不良者。

（3）硬膜外腔给药 不影响神志和病情观察，镇痛完善，可做到不影响运动和其他感觉功能，尤其适于胸部及上腹部手术后镇痛。

3. 患者自控镇痛（PCA） PCA 起效较快、无镇痛盲区、血药浓度稳定、可通过冲击剂量及时控制爆发痛，是目前术后镇痛最常用和最理想的方法，适用于手术后中重度疼痛。

PCA 的疗效评估：通过评估患者是否达到最大镇痛作用，且最小不良反应来评定。静息下 VAS 评分为 0～1 分，镇静评分为 0～1 分，无明显运动阻滞，不良反应轻微或无，PCA 泵的有效按压/总按压比值接近 1，无睡眠障碍，患者评价满意度高即镇痛效果好。

根据不同的给药途径分为以下几种。

（1）PCIA 采用的主要镇痛药有阿片类药物（吗啡、羟考酮、舒芬太尼、芬太尼、布托啡诺、地佐辛等）和曲马多。在急性伤害性疼痛阿片类药物的强度有相对效价比，通常以吗啡作为标准，以静脉注射等效强度当量剂量换算：哌替啶 100mg≈曲马多 100mg≈吗啡 10mg≈芬太尼 0.1mg≈舒芬太尼 0.01mg≈羟考酮 10mg≈布托啡诺 2mg≈纳布啡 10mg≈氢吗啡酮 1mg≈地佐辛 10mg。常用 PCIA 药物的推荐方案见表 3－2。

阿片类药物应分次给予负荷剂量，给药后应观察 5～10min，并酌情重复此量至 NRS 评分 <4 分。

表 3－2　常用 PCIA 药物的推荐方案

药物	负荷剂量（次）	单次注射剂量	锁定时间	持续输注
吗啡	1～3mg	1～2mg	10～15min	0～1mg/h
芬太尼	10～30μg	10～30μg	5～10min	0～10μg/h
舒芬太尼	1～3μg	2～4μg	5～10min	1～2μg/h
羟考酮	1～3mg	1～2mg	5～10min	0～1mg/h
布托啡诺	0.25～1mg	0.2～0.5mg	10～15min	0.1～0.2mg/h
地佐辛	2～5mg	1～3mg	10～15min	30～50mg/48h
氢吗啡酮	0.1～0.3mg	0.2～0.4mg	6～10min	0～0.4mg/h
纳布啡	1～3mg	1mg	10～20min	0～3mg/h
曲马多	1.5～3mg/kg	20～30mg	6～10min	10～15mg/h

术毕前 30min 给予

（2）PCEA 主要适用于胸背部及以下区域疼痛的治疗。常采用低浓度罗哌卡因或布比卡因等局麻药复合芬太尼、舒芬太尼、吗啡、布托诺啡等药物，见表 3－3。

表 3－3　硬膜外术后镇痛的局麻药和阿片类药物配方

局麻药/阿片药	罗哌卡因 0.15%～0.2%、布比卡因 0.1%～0.15%、左旋布比卡因 0.1%～0.2%（可加：舒芬太尼 0.4～0.8μg/ml、芬太尼 2～4μg/ml 或吗啡 20～40μg/ml）
PCEA 方案	首次剂量 6～10ml，维持剂量 4～6ml/h，冲击剂量 2～4ml，锁定时间 20～30min，最大剂量 12ml/h

（3）PCSA　适用于静脉穿刺困难的患者，起效慢于静脉给药，镇痛效果与PCIA相似，如采用留置管应注意可能发生导管堵塞或感染。常用药物有吗啡、曲马多、羟考酮和丁丙诺啡等。

（4）PCNA　利用 PCA 装置在神经丛或外周神经用药治疗外周疼痛。常用药物是局麻药布比卡因和罗比卡因，可在局麻药中加适量的麻醉性镇痛药。

（四）药品不良反应监护

1. NSAIDs 常见不良反应监护

（1）胃肠道不良反应　是其最常见的不良反应，常表现为上腹部不适与隐痛、恶心、呕吐、饱胀等，严重者可出现消化道溃疡、胃出血及穿孔。选择性 COX－2 抑制药的消化道损害发生率低于非选择性 NSAIDs，故针对易发生胃肠道溃疡不良反应的患者，宜选择选择性 COX－2 抑制药，同时可选择性地联合使用 PPI、H_2 受体拮抗剂等护胃药来减少 NSAIDs 的胃肠道不良反应。

（2）心血管系统不良反应　主要引起心律失常、高血压，甚至充血性心力衰竭、心绞痛、心肌梗死、脑卒中等。对于有心血管基础疾病的患者，出现相关心血管事件的风险较高，应当评估其利弊，尽量避免或减少 NSAIDs 的使用。对于近期发生急性冠脉综合征、脑卒中等心血管事件的患者，则不宜使用 NSAIDs。NSAIDs 禁用于冠状动脉搭桥手术。

（3）血液系统不良反应　几乎所有 NSAIDs 都可抑制血小板聚集，降低血小板黏附力，延长出血时间。但阿司匹林除外，其他 NSAIDs 对血小板的影响是可逆性的。阿司匹林对血小板的抑制是永久性的，直到新的血小板生成，因此此作用可维持 7~10 日。

2. 阿片类药物常见不良反应监护

（1）恶心及呕吐　是手术后最常见的并发症之一，除了术中用药可造成患者恶心、呕吐之外，术后使用的药物也可使患者出现该不良反应。可予以止呕药如甲氧氯普胺注射液或 5－HT_3 受体拮抗药等处理。

（2）呼吸抑制　由于麻醉中使用的一些药物脂溶性大，可能发生二次分布，造成术后呼吸抑制，所以要特别关注患者术后的呼吸情况，一般情况下呼吸频率≤8 次/分钟或 $SpO_2 < 90\%$ 即视为呼吸抑制，应立即给予治疗。治疗方法：立即停止使用阿片类药物，给予强疼痛刺激，吸氧，必要时建立人工气道或机械通气；静脉注射纳洛酮，根据呼吸抑制的程度，每次 0.1~0.2mg，直至呼吸频率 > 8 次/分钟或 $SpO_2 > 90\%$，维持用量为 5~10μg/（kg·h）。

（3）镇静和认知功能障碍　在术后使用阿片类药物的患者常发生轻度镇静。如出现不能唤醒或昏迷，应视为过度镇静，并要警惕呼吸抑制的发生，需停药或减少阿片类药物剂量的 20% ~ 50%，也可使用中枢兴奋剂如咖啡因 100 ~ 200μg/6h 或哌甲酯 5 ~ 10μg/6h。

（4）皮肤瘙痒 轻度瘙痒给予适当的皮肤护理即可；瘙痒症状严重者可适当选择局部用药和全身用药。局部用药可选择无刺激性的止痒药，皮肤干燥可选用凡士林、羊毛脂或尿素脂等润肤剂。全身用药主要选择 H_1 受体拮抗剂的抗组胺药物，如苯海拉明 20 ~ 50mg q8h prn po/iv。

（5）尿潴留 诱导患者自行排尿，可采取流水诱导法或温水热敷会阴部法和（或）膀胱区按摩法。诱导排尿失败时，可与医生协商导尿。

3. 局麻药常见不良反应监护

（1）中枢神经毒性反应 最初表现为患者不安、焦虑、感觉异常、耳鸣和口周麻木，进而出现面肌痉挛和全身抽搐，最终发展为严重的中枢神经系统抑制、昏迷和呼吸与心脏停搏。

（2）心血管毒性反应 初期表现为心动过速和高血压，晚期则由局麻药的直接作用引起心律失常、低血压和心肌收缩功能抑制。

（3）呼吸系统反应 中枢兴奋时，表现为呼吸频率加快；中枢抑制时，表现为呼吸表浅。

（4）过敏反应 注意监护患者有无出现荨麻疹、咽喉水肿、支气管痉挛、低血压和血管神经性水肿。

三、处方审核案例分析

案例 1

【处方描述】

（1）患者信息

性别：男；年龄：48 岁。

（2）临床诊断

胆囊结石伴急性胆囊炎；胆囊切除术后。

（3）疼痛评估

疼痛部位：下腹部；性质：胀痛、牵拉痛；强度：NRS 评分 6 分。

（4）处方

| 芬太尼透皮贴 | 4.2mg×1 贴 | 4.2mg q72h 外贴 |
| 注射用头孢西丁 | 1g×6 瓶 | 2g q8h ivgtt |

【处方问题】

遴选药品不适宜：芬太尼透皮贴使用不适宜。

【处方分析】

案例患者术后出现急性疼痛，需要快速止痛，使用芬太尼透皮贴不适宜。因为芬太尼透皮贴为阿片类药物缓释剂型，起效慢，在用药后 12～24h 内血药浓度达到稳态；且消除慢，易中毒，不能在短期内调整芬太尼的剂量，可能会导致严重的或威胁生命的通气不足。故芬太尼透皮贴不应用于急性疼痛和手术后疼痛的治疗。

【干预建议】

停用芬太尼透皮贴，改用曲马多或曲马多联用 NSAIDs。

案例 2

【处方描述】

（1）患者信息

性别：男；年龄：69 岁。

（2）临床诊断

左胫腓骨骨折；左胫腓骨骨折内固定术后。

（3）疼痛评估

疼痛部位：左胫腓骨；性质：锐痛、胀痛；强度：NRS 评分 5 分。

（4）处方

| 丁丙诺啡透皮贴 | 5mg×1 贴 | 5mg q7d 外贴 |
| 骨松宝胶囊 | 0.5g×42 粒 | 1g tid po |

【处方问题】

遴选药品不适宜：丁丙诺啡透皮贴使用不适宜。

【处方分析】

案例患者术后出现急性疼痛，需要快速止痛，使用丁丙诺啡透皮贴不适宜。因为丁丙诺啡透皮贴为缓释剂型，起效慢，3 日达最大镇痛作用；且消除慢，易中毒，难解救，停药后 24h 仍有效。故丁丙诺啡透皮贴不应用于急性疼痛和手术后疼痛的治疗。其药品说明书的适应证如下：用于非阿片类止痛剂不能控制的慢性疼痛，因此多用于治疗 NSAIDs 和对乙酰氨基酚控制不佳的慢性疼痛（如骨关节炎、慢性背痛、慢性下腰痛等）。

【干预建议】

停用丁丙诺啡透皮贴，改用曲马多或曲马多联用 NSAIDs。

案例 3

【处方描述】

（1）患者信息

性别：男；年龄：53 岁。

（2）临床诊断

左背部脂肪瘤；体表肿物切除术后。

（3）疼痛评估

疼痛部位：左侧背部；性质：胀痛；强度：NRS 评分 3 分。

（4）处方

吗啡缓释片	10mg×6 片	10mg q12h po

【处方问题】

遴选药品不适宜：吗啡缓释片使用不适宜。

【处方分析】

案例患者行"体表肿物切除术"，术后 NRS 评分为 3 分，属轻度疼痛。术后选用吗啡缓释片镇痛，品种不适宜。吗啡缓释片属于强阿片类药，通过与外周及中枢神经系统（脊髓及脑）的阿片受体结合发挥镇痛作用，主要用于术后中重度疼痛的治疗。

【干预建议】

停用吗啡缓释片，改用 NSAIDs 的口服剂型。

案例 4

【处方描述】

（1）患者信息

性别：女；年龄：48 岁；既往有磺胺过敏史。

（2）临床诊断

卵巢囊肿；卵巢囊肿剥除术后。

（3）疼痛评估

疼痛部位：下腹部；性质：牵拉痛；强度：NRS 评分 3 分。

（4）处方

注射用帕瑞昔布	40mg×6 瓶	40mg bid iv
注射用头孢唑林	1g×2 瓶	1g q12h ivgtt

【处方问题】

遴选药品不适宜：注射用帕瑞昔布使用不适宜。

【处方分析】

案例患者既往有磺胺过敏史，故术后镇痛选用帕瑞昔布不适宜，存在交叉过敏的风险。磺胺类药物均含对氨基苯磺酰胺（简称磺胺）基本结构，含类似结构的许多药物与磺胺类药物存在交叉过敏的风险。如解热镇痛药帕瑞昔布、塞来昔布不可用于已知对磺胺过敏者。

【干预建议】

停用注射用帕瑞昔布，改用其他 NSAIDs（如氟比洛芬酯、美洛昔康等）。

案例 5

【处方描述】

（1）患者信息

性别：女；年龄：33 岁。

（2）临床诊断

子宫肌瘤；腹腔镜下子宫肌瘤剔除术后。

（3）疼痛评估

疼痛部位：下腹部；性质：坠胀痛；强度：NRS 评分 5 分。

（4）处方

依托考昔片	60mg×3 片	60mg qd po

【处方问题】

遴选药品不适宜：依托考昔片使用不适宜。

【处方分析】

案例患者术后出现中度疼痛，选用依托考昔片镇痛，属于"超说明书用药"。该药品的说明书提示：适用于骨关节炎急性期和慢性期的症状和体征；治疗急性痛风性关节炎；治疗原发性痛经等。

【干预建议】

停用依托考昔片，改用其他有术后镇痛适应证的 NSAIDs（如美洛昔康、塞来昔布等）。

案例 6

【处方描述】

（1）患者信息

性别：男；年龄：73 岁。

（2）临床诊断

腰椎间盘突出症（$L_2 \sim L_3$）；腰椎后路内固定术后。

（3）疼痛评估

疼痛部位：腰部；性质：胀痛；强度：NRS 评分 5 分。

（4）处方

曲马多缓释片（舒敏，100mg/片）	100mg×7 片	50mg q12h po
甘露醇注射液	250ml×3 瓶	125ml qd ivgtt

【处方问题】

遴选药品不适宜：曲马多缓释片（舒敏，100mg/片）使用不适宜。

【处方分析】

曲马多为中枢性镇痛药，适用于各种中重度疼痛。老年人使用该药容易出现头晕、嗜睡等不良反应，故推荐从低剂量（50mg/次）开始使用。

曲马多缓释制剂可以延长体内曲马多治疗浓度的维持时间，减少血药浓度的波动。目前市面上使用的曲马多缓释片有多种，其中一种为一面有划分线的异型薄膜衣片，商品名为奇曼丁（规格为100mg/片），该药片可沿中间划分线掰开，可从半片（50mg）开始服用；另一种为薄膜包衣片，商品名为舒敏（规格为100mg/片）及替马尔（规格为100mg/片），其药片必须整片（100mg）吞服，不能掰开；还有一种为白色与浅绿色的双层片，商品名为泰德洛（规格为100mg/片），该药片也必须整片（100mg）吞服。

案例患者为高龄男性，使用曲马多缓释片（舒敏）每次50mg，而该药规格为每片100mg，且为缓释制剂，该药片为薄膜包衣片，中间无"划分线"，不能破坏片剂完整性，如果直接掰开或磨碎，药物就会全部释放，不仅起不到缓释作用，而且会造成血药浓度突然升高，导致药物中毒。故对于小剂量（半片）开始使用的患者，不宜选用此种药片中间无"划分线"的缓释片。

【干预建议】

改用中间有"划分线"的药片，如曲马多缓释片（奇曼丁）。

案例7

【处方描述】

（1）患者信息

性别：女；年龄：77岁。

（2）临床诊断

右膝关节炎；右膝关节置换术后；冠心病PCI术后。

（3）疼痛评估

疼痛部位：右侧膝关节；性质：钝痛、胀痛；强度：NRS评分8分。

（4）处方

氟比洛芬酯注射液	50mg×6瓶	50mg q12h iv
阿司匹林肠溶片	100mg×7片	100mg qd po

【处方问题】

遴选药品不适宜：氟比洛芬酯注射液使用不适宜。

【处方分析】

氟比洛芬酯注射液属于NSAIDs，对案例患者使用氟比洛芬酯进行NSAIDs相关的胃肠道损伤及心血管危险程度评估，该患者有两个NSAIDs相关胃肠道损伤的危险因素：高龄、联合使用低剂量阿司匹林，判断消化道风险为高危；高心血管风险（需小剂量阿司匹林）。故该案例患者不建议使用氟比洛芬酯注射液。

【干预建议】

停用氟比洛芬酯注射液，改用患者自控镇痛（PCA）。

案例8

【处方描述】

（1）患者信息

性别：男；年龄：68岁。

（2）临床诊断

冠心病；冠状动脉搭桥术后。

（3）疼痛评估

疼痛部位：左侧胸部；性质：针刺痛、胀痛；强度：NRS评分5分。

（4）处方

氟比洛芬酯注射液	50mg×6瓶	50mg q12h iv
阿司匹林肠溶片	100mg×7片	100mg qd po

【处方问题】

遴选药品不适宜：氟比洛芬酯注射液使用不适宜。

【处方分析】

NSAIDs均可引起心血管事件发生风险，心血管风险是所有NSAIDs的类效应。NSAIDs相关心血管危险因素有吸烟、高血压、心力衰竭、血脂异常等。既往有心血管疾病或心血管疾病危险因素者，其心血管事件发生风险更大。

案例患者因冠心病行"冠状动脉搭桥术"，术后选用氟比洛芬酯注射液镇痛，药物品种选择不适宜。目前所有NSAIDs都禁用于冠状动脉搭桥术围手术期疼痛的治疗。

【干预建议】

停用氟比洛芬酯注射液，改用对乙酰氨基酚或曲马多。

案例9

【处方描述】

（1）患者信息

性别：女；年龄：5岁；体重：20kg。

（2）临床诊断

右桡骨骨折；右桡骨骨折内固定术后。

（3）疼痛评估

疼痛部位：右前臂；性质：肿痛、胀痛；强度：NRS评分5分。

（4）处方

美洛昔康分散片	7.5mg×7片	7.5mg qd po

【处方问题】

遴选药品不适宜：美洛昔康分散片使用不适宜。

【处方分析】

美洛昔康属 NSAIDs，在儿童使用的有效性尤其是安全性还没有经过系统验证，因此其药品说明书建议：小于 15 岁的儿童忌用。目前可用于小儿术后镇痛的药物有阿片类药物（吗啡、氢吗啡酮、芬太尼、舒芬太尼），NSAIDs（布洛芬、双氯芬酸、塞来昔布）和对乙酰氨基酚。

【干预建议】

停用美洛昔康分散片，改用小儿可使用的 NSAIDs（布洛芬、双氯芬酸、塞来昔布），必要时联用阿片类药物。

案例 10

【处方描述】

（1）患者信息

性别：女；年龄：32 岁。

（2）临床诊断

乳腺炎；剖宫产后。

（3）疼痛评估

疼痛部位：双乳；性质：肿痛；强度：NRS 评分 4 分。

（4）处方

双氯芬酸钠缓释片	75mg×3 片	75mg qd po
头孢呋辛片	0.25g×6 片	0.25g bid po

【处方问题】

遴选药品不适宜：双氯芬酸钠缓释片使用不适宜。

【处方分析】

双氯芬酸属于 NSAIDs，NSAIDs 均为酸性药物，脂溶性差，且蛋白结合率高，少量会进入乳汁。

与其他 NSAIDs 相同，双氯芬酸也会少量进入乳汁，其说明书示：应避免哺乳期使用本品以避免对胎儿产生不良影响。案例患者哺乳期因乳腺炎出现疼痛，选用双氯芬酸钠缓释片镇痛，品种不适宜。美国儿科学会和母乳喂养协会认为酮咯酸是目前适合哺乳期妇女的镇痛药。《酮咯酸镇痛专家共识》（2019 年版）指出，酮咯酸可安全用于哺乳期妇女的镇痛治疗。

【干预建议】

停用双氯芬酸钠缓释片，改用酮咯酸或用药期间停止哺乳。

案例 11

【处方描述】

（1）患者信息

性别：男；年龄：37 岁。

（2）临床诊断

左桡骨骨折；左桡骨骨折内固定术后。

（3）疼痛评估

疼痛部位：左上臂；性质：胀痛；强度：NRS 评分 6 分。

（4）处方

注射用帕瑞昔布	40mg×9 瓶	40mg tid iv
注射用骨瓜提取物	25mg×6 瓶	50mg qd ivgtt

【处方问题】

用法用量不适宜：注射用帕瑞昔布剂量偏大。

【处方分析】

案例患者术后使用帕瑞昔布 40mg tid 镇痛，其日剂量达 120mg，故剂量偏大。帕瑞昔布属于 NSAIDs，NSAIDs 均有"天花板效应"，即药物剂量达到一定量后，增加药物剂量，疗效不增加，不良反应反而增加。故该类药物不宜超量使用。

帕瑞昔布药品说明书的推荐剂量：40mg 静脉注射或肌内注射给药，随后视需要间隔 6～12h 给予 20mg 或 40mg，每日总剂量不超过 80mg。

【干预建议】

帕瑞昔布用法用量调整为 40mg bid；若疼痛无缓解，可联用曲马多。

案例 12

【处方描述】

（1）患者信息

性别：女；年龄：57 岁。

（2）临床诊断

左股骨头坏死；左股骨头置换术后。

（3）疼痛评估

疼痛部位：左侧髋部；性质：胀痛、牵拉痛；强度：NRS 评分 7 分。

（4）处方

氟比洛芬酯注射液	50mg×18 瓶	100mg q8h iv
注射用头孢唑林	1g×2 瓶	1g q12h ivgtt

【处方问题】

用法用量不适宜：氟比洛芬酯注射液剂量偏大。

【处方分析】

案例患者术后使用氟比洛芬酯注射液100mg q8h镇痛，其日剂量达300mg，故剂量偏大。氟比洛芬酯属于NSAIDs，NSAIDs均有"天花板效应"，故该类药物不宜超量使用。

氟比洛芬酯药品说明书的推荐剂量：成人每次静脉给予50mg，尽可能缓慢给药（1min以上），根据需要使用镇痛泵，必要时可重复使用。《成人手术后疼痛管理专家共识》（2017年版）推荐氟比洛芬酯的用法用量：静脉注射，每次50mg，每日3~4次，日剂量不超过200mg。

【干预建议】

使用氟比洛芬酯最大日剂量仍不能控制疼痛者，可考虑改用PCA或联合用药。

案例13

【处方描述】

（1）患者信息

性别：女；年龄：48岁。

（2）临床诊断

子宫肌瘤；腹腔镜下子宫肌瘤剔除术后。

（3）疼痛评估

疼痛部位：下腹部；性质：胀痛、牵拉痛；强度：NRS评分6分。

（4）处方

| 曲马多注射液 | 100mg×18瓶 | 200mg tid im |

【处方问题】

用法用量不适宜：曲马多注射液剂量偏大。

【处方分析】

案例患者术后出现中度疼痛，使用曲马多200mg tid镇痛，其日剂量达600mg，故剂量偏大，有发生惊厥的危险性。曲马多药品说明书的推荐剂量：成人及12岁以上者，单次剂量为100mg，一般情况下每日总量为400mg。

【干预建议】

减少曲马多用量，根据镇痛效果可联用其他镇痛药物（如NSAIDs）。

案例14

【处方描述】

（1）患者信息

性别：男；年龄：4岁；体重：15kg。

（2）临床诊断

左锁骨骨折；左锁骨骨折内固定术后。

（3）疼痛评估

疼痛部位：左侧颈肩部；性质：胀痛；强度：NRS评分4分。

（4）处方

布洛芬颗粒　　　　　　　200mg×9袋　　　　　200mg tid po

【处方问题】

用法用量不适宜：布洛芬颗粒剂量偏大。

【处方分析】

在目前小儿所使用的NSAIDs中，布洛芬不良反应最少，是使用安全证据最多的NSAIDs，其次是双氯芬酸和塞来昔布。

案例患儿术后镇痛选用布洛芬颗粒，品种适宜。布洛芬用于小儿术后镇痛，其剂量推荐为每次口服 5～10mg/kg，6～8h 给药一次，日最大剂量为30mg/kg。案例患儿为4岁男童，15kg，术后镇痛使用布洛芬颗粒200mg tid 剂量偏大。

【干预建议】

布洛芬颗粒用法用量调整为150mg tid。

案例15

【处方描述】

（1）患者信息

性别：男；年龄：47岁。

（2）临床诊断

右尺骨骨折；右尺骨骨折内固定术后；中度肝功能不全。

（3）疼痛评估

疼痛部位：右上臂；性质：胀痛；强度：NRS评分4分。

（4）处方

注射用帕瑞昔布　　　　　40mg×6瓶　　　　　40mg bid iv

多烯磷脂酰胆碱胶囊　　　228mg×21粒　　　　228mg tid po

【处方问题】

用法用量不适宜：注射用帕瑞昔布剂量偏大。

【处方分析】

帕瑞昔布是伐地昔布的前体药物，帕瑞昔布在静脉注射或肌内注射后经肝脏酶水解，迅速转化为有药理学活性的物质——伐地昔布。

中度肝功能损伤并不引起帕瑞昔布－伐地昔布转换速率或转换程度的降低，但由于伐地昔布的暴露水平可升高至正常范围的2倍以上（+130%），故其说明书推荐：中度肝功能损伤的患者应慎用本品，剂量应减至常规推荐剂量的一半，且每日最高剂量降至40mg。案例患者诊断为"中度肝功能不全"，术后使用帕瑞昔布 40mg bid 镇痛，其日剂量达 80mg，故剂量偏大。

【干预建议】

帕瑞昔布用法用量调整为 20mg bid。

案例 16

【处方描述】

（1）患者信息

性别：女；年龄：45 岁。

（2）临床诊断

宫颈癌；全宫切除术后。

（3）疼痛评估

疼痛部位：下腹部；性质：胀痛；强度：NRS 评分 7 分。

（4）处方

PCIA 配方组成：芬太尼注射液 1mg、右美托咪定 200μg、托烷司琼 10mg，加 0.9% 氯化钠注射液至 100ml。

参数设置：维持量：3ml/h；PCA 量：3ml/次；锁定时间：20min。

【处方问题】

用法用量不适宜：芬太尼注射液设置持续剂量不适宜。

【处方分析】

PCA 起效较快、无镇痛盲区、血药浓度相对稳定、可通过冲击剂量及时控制爆发痛，是目前术后镇痛最常用和最理想的方法，适用于手术后中重度疼痛。

持续剂量（continuous dose）的设置可以保证术后达到稳定、持续的镇痛效果。案例患者术后使用 PCIA，选用芬太尼并设置背景剂量，用法用量不适宜。《成人手术后疼痛管理专家共识》（2017 年版）等多个指南指出：PCIA 时，不主张使用芬太尼等脂溶性高、蓄积作用强的药物，而且最好不设置背景剂量。因为使用背景剂量不但不能获得更好的镇痛效果，还可增加呼吸抑制等副作用。

【干预建议】

不设定维持量参数。

案例 17

【处方描述】

（1）患者信息

性别：男；年龄：56 岁。

（2）临床诊断

肝癌；肝癌根治术后。

（3）疼痛评估

疼痛部位：下腹部；性质：胀痛；强度：NRS 评分 7 分。

（4）处方

PCIA 配方组成：吗啡注射液 100mg 、曲马多注射液 600mg 、托烷司琼 10mg，加 0.9% 氯化钠注射液至 100ml。

参数设置：维持量：1.5ml/h；PCA 量：3ml/次；锁定时间：5min。

【处方问题】

用法用量不适宜。

【处方分析】

案例患者行"肝癌根治术"，术后使用 PCIA 镇痛，镇痛泵参数设置不适宜，需根据镇痛配方药物的药代动力学和药效学特点制定，详见表 3-2。

【干预建议】

根据镇痛配方药物的药代动力学和药效学特点，减少镇痛配方中吗啡的用量，吗啡用量减至 20～50mg，锁定时间由 5min 调整为 10～15min。

案例 18

【处方描述】

（1）患者信息

性别：女；年龄：54 岁。

（2）临床诊断

右膝关节炎；右膝关节置换术后；尿路感染。

（3）疼痛评估

疼痛部位：右侧膝关节；性质：胀痛、针刺痛；强度：NRS 评分 4 分。

（4）处方

氟比洛芬酯注射液	50mg×6 瓶	50mg q12h iv
洛美沙星片	0.2g×14 片	0.4g qd po

【处方问题】

联合用药不适宜：氟比洛芬酯注射液和洛美沙星片联合使用不适宜。

【处方分析】

案例患者术后出现中度疼痛，使用氟比洛芬酯注射液镇痛；同时合并尿路感染，选用洛美沙星片治疗感染，洛美沙星片属于喹诺酮类抗菌药物，该类药物在体内代谢时会阻断中枢神经介质 γ - 氨基丁酸与受体结合，使神经兴奋阈值降低。而 NSAIDs 在代谢时会增强该阻断作用，从而诱发癫痫。氟比洛芬酯注射液说明书提示：禁止与洛美沙星、诺氟沙星、依诺沙星合用，合用有导致抽搐发生的可能。

【干预建议】

停用氟比洛芬酯注射液，改用曲马多镇痛；治疗尿路感染可根据细菌对抗菌药物的敏感性选择其他类抗菌药物治疗。

案例19

【处方描述】

（1）患者信息

性别：女；年龄：51岁。

（2）临床诊断

左乳癌；左乳癌根治术后。

（3）疼痛评估

疼痛部位：左侧胸部；性质：刀割痛、肿痛；强度：NRS评分8分。

（4）处方

PCIA配方组成：吗啡注射液20mg、地佐辛注射液15mg，加0.9%氯化钠注射液至100ml。

参数设置：维持量：1ml/h；PCA量：3ml/次；锁定时间：20min。

【处方问题】

联合用药不适宜：吗啡注射液和地佐辛注射液联合使用不适宜。

【处方分析】

吗啡为纯阿片受体激动剂，主要激动μ受体，产生强效止痛作用。地佐辛为阿片激动－拮抗剂，是κ受体激动剂，也是μ受体拮抗剂。两者联合使用时，会同时竞争μ受体，特别是地佐辛会拮抗μ受体，降低吗啡的止痛效果，故两者不能联合使用。

【干预建议】

停用地佐辛。

第二节 创 伤 痛

一、疾病简介

创伤痛是由于各种致创因子作用于机体使组织器官形态破坏或功能障碍而导致的疼痛，属于伤害性疼痛。常见的致创因素有火器伤、冲击伤、化学伤、辐射伤、钝挫伤和利器伤。机体组织受损时，受损细胞可释放出内源性致痛物质，激活或敏化感受器，引起痛觉传入神经产生动作电位，传入脊髓后整合进入中枢，沿脊髓丘脑束和感觉投射系统到达大脑皮质，产生痛觉。轻微创伤主要包括割

伤、轻度烧伤、软组织损伤、脱位、骨折等；严重创伤主要包括头、胸腹部严重
外伤，髋关节骨折，多发性损伤等。

二、指南推荐的治疗方案

创伤痛常用的镇痛药物主要为阿片类药物、NSAIDs、局部神经传导阻滞药和
辅助性药物（主要是镇静药、抗焦虑药、抗惊厥药等）。

轻微创伤的成人和儿童首先考虑用非药物治疗作为一线治疗方法，如安慰、
休息、夹板、冰敷或热敷等。如果非药物治疗措施不能减轻急性疼痛，在无禁忌
证的情况下，轻度疼痛可采用口服对乙酰氨基酚，中度疼痛的治疗同轻度疼痛，
在基础治疗上和（或）NSAIDs 和（或）口服阿片类药物。服用疗程通常不超过
2 周，并应及时评估患者的急性疼痛是否得到有效缓解。老年人在用药前需充分
评估年龄、合并症、认知功能等，予以个体化的镇痛方案。

严重的创伤疼痛，应首选口服阿片类药物进行滴定，并予 NSAIDs 和（或）
对乙酰氨基酚缓解疼痛。必要时使用静脉滴定阿片类药物（PCA 泵），如不能及
时获得静脉通路，可以考虑皮下途径。吗啡是目前最常用的阿片类药物，也可以
使用其他阿片类药物，但应避免使用哌替啶，因哌替啶镇痛作用仅为吗啡 1/10，
代谢产物去甲哌替啶半衰期长，有神经毒性和肾毒性，且口服利用率低，肌内注
射本身又产生疼痛。此外，应根据创伤的部位，适当选择其他非药物方案止痛，
如纠正骨折和脱位、局部区域神经阻滞、肋间神经阻滞等。老年人的初始剂量通
常是成人常规剂量的 25%～50%，并根据疼痛评分、呼吸、镇静情况调整剂量。

三、处方审核案例分析

案例 20

【处方描述】

（1）患者信息

性别：男；年龄：59 岁。

（2）临床诊断

左小腿软组织挫伤；左小腿皮肤感染。

（3）疼痛评估

疼痛部位：左小腿；性质：锐痛、肿痛；强度：NRS 评分 4 分。

（4）处方

辣椒碱软膏	1 支	适量 q8h 外涂
塞来昔布胶囊	200mg×6 粒	200mg bid po

【处方问题】

遴选药品不适宜：辣椒碱软膏使用不适宜。

【处方分析】

局部外用辣椒碱作用于外周神经轴突，导致所有来自神经元（外周和中枢）P 物质的减少，可用于肌肉疼痛、运动扭伤疼痛等。本品仅可用于完整皮肤，不用于皮肤损伤部位。

案例患者左小腿有多处软组织挫伤并有破溃感染，在破溃感染皮肤上局部使用辣椒碱软膏会导致疼痛刺激，增加疼痛感。

【干预建议】

停用辣椒碱软膏。

案例 21

【处方描述】

（1）患者信息

性别：女；年龄：70 岁。

（2）临床诊断

右手臂肌肉挫伤；系统性红斑狼疮。

（3）疼痛评估

疼痛部位：右上臂；性质：锐痛、胀痛；强度：NRS 评分 6 分。

（4）处方

洛索洛芬钠片	60mg×9 片	60mg tid po
泼尼松片	5mg×28 片	20mg qd po

【处方问题】

遴选药品不适宜：洛索洛芬钠片使用不适宜。

【处方分析】

洛索洛芬钠为前体药物，经消化道吸收后在体内转化为活性代谢物，其活性代谢物通过抑制前列腺素的合成而发挥镇痛、抗炎及解热作用。

案例患者为高龄女性，同时有系统性红斑狼疮病史，长期服用泼尼松片。对该患者使用洛索洛芬进行 NSAIDs 相关的胃肠道损伤危险程度评估，有两个 NSAIDs 相关胃肠道损伤的危险因素：高龄、联合使用糖皮质激素，判断为高危，消化道出血风险极高，不建议使用洛索洛芬钠片。

【干预建议】

停用洛索洛芬钠片，改用选择性 COX-2 抑制剂并联用质子泵抑制剂预防胃肠道损伤。

案例 22

【处方描述】

（1）患者信息

性别：男；年龄：45 岁。

（2）临床诊断

左小腿创伤后感染；左小腿清创术后。

（3）疼痛评估

疼痛部位：左小腿；性质：肿胀痛；强度：NRS 评分 4 分。

（4）处方

| 洛索洛芬钠片 | 60mg×9 片 | 60mg tid po |
| 美洛昔康片 | 7.5mg×3 片 | 7.5mg qd po |

【处方问题】

联合用药不适宜：洛索洛芬钠片和美洛昔康片联合使用不适宜。

【处方分析】

洛索洛芬、美洛昔康均属于 NSAIDs，常用于术后镇痛。NSAIDs 的血浆蛋白结合率高，两种 NSAIDs 联用会相互竞争蛋白结合位点，导致游离血药浓度升高，增加不良反应的发生，故不建议同时使用两种 NSAIDs。在同类药物中，当一种 NSAIDs 治疗效果不佳时，可能另一种 NSAIDs 仍有较好作用，可以换用另一种 NSAIDs。

【干预建议】

单用洛索洛芬钠片或美洛昔康片。

案例 23

【处方描述】

（1）患者信息

性别：女；年龄：2 岁；体重：12kg。

（2）临床诊断

左肩关节脱位。

（3）疼痛评估

疼痛部位：左侧肩关节；性质：胀痛；强度：NRS 评分 4 分。

（4）处方

| 对乙酰氨基酚颗粒 | 250mg×18 袋 | 300mg q4h po |

【处方问题】

用法用量不适宜：对乙酰氨基酚颗粒剂量偏大。

【处方分析】

对于简单的闭合性脱位患者，在治疗和制动前需要进行初始的镇痛。对乙酰氨基酚是小儿最为常用的镇痛药之一。口服生物利用度约为 90%，30min 内起效。

案例患儿诊断为"左肩关节脱位",镇痛药物选用对乙酰氨基酚颗粒,品种适宜。该药用于小儿镇痛,其剂量推荐为每4h口服15mg/kg,日最大剂量为90mg/kg。案例患儿为2岁女童,12kg,镇痛使用对乙酰氨基酚颗粒300mg q4h剂量偏大。

【干预建议】

对乙酰氨基酚颗粒用法用量调整为180mg q4h。

案例24

【处方描述】

(1)患者信息

性别:男;年龄:46岁。

(2)临床诊断

腰骶关节扭伤(初诊)。

(3)疼痛评估

疼痛部位:腰骶部;性质:牵拉痛;强度:NRS评分4分。

(4)处方

羟考酮缓释片　　　　　10mg×6片　　　　　10mg q12h po

【处方问题】

遴选药品不适宜:羟考酮缓释片使用不适宜。

【处方分析】

扭伤引起的疼痛通常在最初的48h内可通过休息、冰敷、压迫和抬高来进行治疗。对乙酰氨基酚可以提供充分的镇痛。如果在使用对乙酰氨基酚后疼痛仍然持续,则需重新评估患者病情并考虑使用NSAIDs。如果服用对乙酰氨基酚不能缓解疼痛症状,在没有NSAIDs禁忌的情况下,可使用或加NSAIDs。

案例患者为中年男性,因"腰骶关节扭伤"初诊,疼痛评分为4分,该患者暂未使用任何镇痛药物,该处方选用羟考酮缓释片镇痛,品种不适宜。

【干预建议】

停用羟考酮缓释片,改用对乙酰氨基酚,若疼痛无缓解,可换用或加用NSAIDs。

第三节　内　脏　痛

一、疾病简介

内脏痛主要由内脏(特别是胸腹部器官)和壁层(腹膜或胸膜)的病变所

致，是临床上常见的一种疼痛现象，而且常伴有情绪反应和防御性反应。内脏痛可能由多种原因导致，其机制主要为脏器受伤害性刺激后从外周传导至中枢神经有所改变，从而产生的一种定位不精确的弥漫性疼痛。内脏痛有 3 个明显的特征：①对机械牵拉、缺血、痉挛、炎症等刺激比较敏感，而对切割、烧灼不敏感；②内脏痛出现缓慢、持续、定位不清，常伴有牵涉痛；③持续内脏痛可引起痛觉过敏。临床上将内脏痛分为真性内脏痛、内脏牵涉痛和壁性疼痛。

临床常见的内脏痛，如肾及输尿管绞痛，起病急骤，且疼痛难以忍受，大多是由于肾结石或输尿管结石引起，疼痛是首发症状且反复出现，疼痛性质通常为胀痛或钝痛，可放射至腹股沟和大腿；肝胆疾病（胆石症、胆囊炎、肝脓肿等）引起的右上腹痛，如典型的胆绞痛为突然发作，在 15min 之内疼痛加剧至最高峰，并可持续 3h，消退较慢；妇科疾病（痛经、子宫内膜异位症等）引起的中下腹痛等。

二、指南推荐的治疗方案

在治疗内脏疼痛时需注意原发疾病的治疗，否则镇痛治疗会掩盖原发疾病的症状，导致原发疾病的加重。内脏痛涉及多种疾病，通常随着原发病的改善能得到有效缓解，应根据患者诊断及疾病转归综合考虑镇痛方案。如对肠梗阻患者可行手术治疗；对子宫内膜异位症行宫腔镜手术；对肾及输尿管结石导致的绞痛，采取药物、碎石、手术取石等手段排出结石；对心肌缺血导致的胸痛，应进行血管造影明确诊断的同时行支架植入，改善缺血状态等。

治疗内脏痛的药物主要包括解痉药物、NSAIDs 及阿片类药物。

常用的解痉药物按照作用机制可分为抗胆碱药、钙离子拮抗剂、阿片受体兴奋剂及其他类型的药物。抗胆碱药可通过竞争性地结合 M 胆碱能受体而拮抗乙酰胆碱的作用，松弛胃肠道和胆道平滑肌，缓解腹痛，是临床应用最为广泛和成熟的解痉药。同样也有观点认为，虽然抗胆碱药具有松弛平滑肌的效果，对肾绞痛的治疗非常有效，但对胆绞痛的治疗效果似乎较弱。

天然的抗胆碱药主要是从莨菪类植物中提炼出的生物碱成分，其中最重要的是阿托品和东莨菪碱。在阿托品的化学结构中衍生出新的抗胆碱药，如丁溴东莨菪碱、奥替溴铵、溴丙胺太林、哌仑西平等，在保持其拮抗胆碱能受体特性不变的同时，减少了中枢系统不良反应，提高了患者的耐受性。在众多胃肠道解痉药物中，传统的抗胆碱药如山莨菪碱、阿托品的临床应用广泛，疗效已获肯定，但因其能透过血-脑屏障的药物作用特点，存在中枢神经系统等不良反应。而丁溴东莨菪碱起效快，解痉作用较阿托品、山莨菪碱强，且中枢神经系统等不良反应少，近年来被广泛用于治疗急、慢性痉挛性腹痛。间苯三酚广泛用于消化系统和胆道功能障碍引起的急性痉挛性疼痛，它能直接作用于胃肠道和泌尿生殖道的平滑肌，是亲肌性、非阿托品、非罂粟碱类平滑肌解痉药。与其他平滑肌解痉药相比，其特点是不具有抗胆碱作用，在解除平滑肌痉挛的同时，不会产生一系列抗胆碱样副作用，不会引起低血压、心率加快、心律失常等症状，对心血管功能没有影响。盐酸屈他维林为罂粟碱衍生物，是一种有效的平滑肌解痉药，主要用于胃肠道痉挛和应激性肠道综合征；胆绞痛和胆道痉挛，如胆囊炎、胆道炎、胆囊结石；肾绞痛和泌尿道痉挛、肾结石、输尿管结石、肾炎、膀胱炎、子宫痉挛，如痛经、先兆流产、子宫强直等疾病。盐酸屈他维林通过抑制磷酸二酯酶，增加细胞内环磷酸腺苷的水平，抑制肌球蛋白轻链肌酶，使平滑肌舒张，从而解除痉挛，它只作用于平滑肌而不影响自主神经系统，因此可用于抗胆碱类解痉药禁忌的青光眼和前列腺肥大者。

严重的内脏痛，单用解痉药物治疗的强度可能不足，在无禁忌证的情况下考虑联合使用 NSAIDs，有禁忌证的可选用阿片类药物。可根据患者疼痛评分，考虑联合用药，协同治疗对特定疾病的效果更佳。如严重的肾或输尿管绞痛非常剧烈，患者难以忍受，当初步得出诊断后需及时缓解剧烈疼痛，可选用 NSAIDs 和（或）阿片类药物联合应用解痉剂阿托品、山莨菪碱、间苯三酚等。对于临床常见的胆绞痛，轻中度疼痛仍以解痉、NSAIDs 为主，严重的胆绞痛发作，考虑阿片类药物对胆胰壶腹括约肌的影响，在解痉药物治疗的基础上可加用哌替啶或吗啡进行治疗。

三、处方审核案例分析

案例 25

【处方描述】

（1）患者信息

性别：男；年龄：68 岁。

（2）临床诊断

肠梗阻；前列腺肥大；尿潴留。

（3）疼痛评估

疼痛部位：左侧下腹部；性质：胀痛、钝痛；强度：NRS 评分 6 分。

（4）处方

| 羟考酮缓释片 | 10mg×6 片 | 10mg q12h po |

【处方问题】

遴选药品不适宜：羟考酮缓释片使用不适宜。

【处方分析】

羟考酮是纯阿片受体激动剂，主要激动 μ、κ 受体，通过与外周及中枢神经系统（脊髓及脑）的阿片受体结合发挥镇痛作用，可用于中重度疼痛。

案例患者为高龄男性，出现肠梗阻，疼痛以胀痛及钝痛为主，NRS 评分为 6 分，属中度疼痛，同时该患者有前列腺肥大，并出现尿潴留，使用阿片类药物会提高膀胱括约肌的张力，增加患者排尿困难，加重尿潴留，故案例患者选用羟考酮镇痛，品种不适宜。

【干预建议】

停用羟考酮缓释片，改用解痉药物，并考虑通过外科手段解除肠梗阻。

案例 26

【处方描述】

（1）患者信息

性别：女；年龄：45 岁。

（2）临床诊断

胆绞痛；急性胆囊炎；胆道结石。

（3）疼痛评估

疼痛部位：右侧上腹、右侧肩背部；性质：绞痛、胀痛、放射痛；强度：NRS 评分 7 分。

（4）处方

吗啡注射液	10mg×1 支	5mg qd iv
注射用头孢呋辛	0.75g×4 瓶	1.5g q12h ivgtt

【处方问题】

遴选药品不适宜：吗啡注射液使用不适宜。

【处方分析】

胆绞痛属内脏痛，其治疗以药物为主，解痉药物是首选，如阿托品、屈他维林、山莨菪碱等。案例患者 NRS 评分为 7 分，属重度疼痛，使用吗啡注射液治疗胆绞痛，品种选择不适宜。吗啡是强阿片类镇痛药物，单独使用吗啡治疗胆绞痛，不仅不能有效缓解平滑肌痉挛性疼痛，还可同时引起奥迪括约肌收缩，进一步加剧疼痛程度。

【干预建议】

加用解痉药（阿托品、屈他维林、山莨菪碱等）来解除平滑肌痉挛。

案例 27

【处方描述】

（1）患者信息

性别：男；年龄：55 岁。

（2）临床诊断

急性上腹痛（初诊）；幽门螺杆菌感染；消化性溃疡。

（3）疼痛评估

疼痛部位：左侧上腹部；性质：撕裂痛、绞痛；强度：NRS 评分 5 分。

患者有酗酒史多年。1h 前因大量饮酒，导致呕吐胃内容物多次。呕吐物为食物残渣，带少量红色血性黏液。

（4）处方

氟比洛芬酯注射液	50mg×1 支	50mg qd ivgtt
昂丹司琼注射液	8mg×1 支	8mg qd ivgtt

【处方问题】

遴选药品不适宜：氟比洛芬酯注射液使用不适宜。

【处方分析】

氟比洛芬酯注射液为非选择性 NSAIDs，能引起或加重消化道损伤/溃疡。其在胃组织中多为非离子状态，容易进入上皮黏膜细胞内，并酸化细胞膜，导致细胞通透性增加，破坏黏液－碳酸氢盐细胞屏障稳定性，干扰细胞的修复和重建。同时，NSAIDs 与血浆白蛋白结合，抑制 COX－1 活性，导致内源性前列腺素合成减少，削弱胃黏膜屏障对侵袭因子的防御功能。

综上所述，高度怀疑为上消化道溃疡/出血的患者应禁止使用 NSAIDs（氟比洛芬酯注射液）。

【干预建议】

停用氟比洛芬酯注射液，可以使用质子泵抑制剂和胃黏膜保护药等；当呕吐物中血性黏液较多时应积极外科处理，例如消化道内镜检查＋套扎术、剖腹探查术等。

案例 28

【处方描述】

（1）患者信息

性别：女；年龄：41 岁。

（2）临床诊断

腹痛查因（初诊）。

（3）疼痛评估

疼痛部位：中下腹部；性质：压痛、反跳痛；强度：NRS 评分 6 分。

（4）处方

吗啡注射液	10mg×1 支	5mg qd iv

【处方问题】

遴选药品不适宜：吗啡注射液使用不适宜。

【处方分析】

腹部涉及多个脏器，腹部的各种内脏疾病都可能引起腹部疼痛，例如溃疡病、胃肠炎、胆囊炎、阑尾炎等，女性患者还可能发生异位妊娠致输卵管破裂、黄体破裂等。疼痛是腹部/内脏疾病发生的一种临床表现，随着疾病的进展，其疼痛症状的变化和特点都存在一定差异。

在未明确原发疾病时，使用强效镇痛药物，会掩盖疾病的典型发展症状，患者疼痛症状缓解或消失，但疾病依然恶化进展，不利于诊断和对因治疗。

【干预建议】

在诊断不明的情况下，停用强阿片类止痛药吗啡，完善相关检查后，尽快明确原发疾病。

案例29

【处方描述】

（1）患者信息

性别：女；年龄：48岁。

（2）临床诊断

左肾结石；肾绞痛。

（3）疼痛评估

疼痛部位：左侧腰背部；性质：绞痛；强度：NRS评分8分。

（4）处方

氟比洛芬酯注射液　　　　50mg×1支　　　　50mg qd ivgtt

【处方问题】

其他用药问题：单用氟比洛芬酯注射液镇痛不适宜。

【处方分析】

案例患者为肾结石引起的急性肾绞痛，氟比洛芬酯注射液为NSAIDs，无解痉作用，故对急性肾绞痛，单独使用氟比洛芬酯注射液镇痛不适宜。

【干预建议】

加用解痉药（间苯三酚、屈他维林等）解除结石嵌顿处的肌肉痉挛。

第四节　分娩疼痛

一、疾病简介

分娩疼痛（或称产痛）是指分娩过程中，由于子宫肌阵发性收缩，子宫下段和宫颈管扩张以及盆底和会阴受压激惹其中的神经末梢产生神经冲动，沿内脏神经和腰骶丛神经传递至脊髓，再上传至脑部的痛觉中枢，使产妇产生剧烈疼痛的感受。分娩疼痛是分娩过程中的自然生理反应，主要发生在第一产程，疼痛主要来源于子宫收缩、宫颈扩张以及胎头压迫盆底组织所产生的疼痛，绝大多数孕妇难以忍受；而进入第二产程后，分娩疼痛明显减轻，表现为强烈的"排便"感，但大多数产妇可以耐受。

二、指南推荐的治疗方案

分娩镇痛的方法包括药物性和非药物性。非药物性分娩镇痛能够缓解产痛，对产妇及胎儿的影响小，但个体差异大，且镇痛效果不确切。与非药物性分娩镇痛相比，药物性分娩镇痛效果更理想、更有效，尤其适用于中等和剧烈分娩痛的产妇；另外，由于分娩镇痛药物和技术的发展，药物性分娩镇痛对产妇、胎儿及新生儿的不良影响愈来愈少，故在临床上更多应用药物性分娩镇痛。

《分娩镇痛专家共识》（2016 年版）指出：分娩镇痛遵循自愿、安全的原则，以达到最大限度地降低产妇产痛，最低程度地影响母婴结局的目的。分娩镇痛的适应证为产妇自愿且经产科医生评估可进行阴道分娩试产者。

分娩镇痛开始时机：不再以产妇宫口大小作为分娩镇痛开始的时机，只要规律宫缩开始并且在产妇要求镇痛的前提下即可给予分娩镇痛，但为提高安全性，便于镇痛期间的管理，推荐产妇进入产房后只要有镇痛需求即可实施。

分娩镇痛从药物作用的部位可大致分为两类：①通过影响大脑中枢来镇痛，如肌内注射哌替啶，哌替啶具有较好的镇痛效果，最强的镇痛效果出现在肌内注射后 40～50min、静脉注射后 45min，作用时间一般为 3～4h，但因哌替啶能透过胎盘对胎儿产生呼吸抑制，因此对其用量及用药时机均应严格把握；②作用于局部神经系统来起作用，如区域阻滞及椎管内给药镇痛，其中椎管内给药分娩镇痛为首选（包括连续硬膜外镇痛和蛛网膜下腔－硬膜外腔联合镇痛）。连续硬膜外镇痛推荐的给药配方如下：0.0625%～0.15% 罗哌卡因或 0.04%～0.125% 布比卡因联合芬太尼 1～2μg/ml 或舒芬太尼 0.4～0.6μg/ml。方案为首剂量（6～15ml/次）后，维持剂量（6～15ml/h）则根据产妇疼痛情况个性化给药，PCEA每次 8～10ml，锁定时间 15～30min。蛛网膜下腔－硬膜外腔联合镇痛是蛛网膜下腔镇痛与硬膜外镇痛的结合，先从蛛网膜下腔少量给药（推荐药物为芬太尼、舒芬太尼及罗哌卡因、布比卡因）以快速起效，需要时再从硬膜外持续给药，可任意延长镇痛时间。此方法集两者的优点，起效迅速、镇痛完善。蛛网膜下腔注药 30～45min 后，硬膜外腔用药参照硬膜外镇痛方案。不推荐常规实施静脉分娩镇痛，仅在产妇椎管内分娩镇痛方式存在禁忌时，由麻醉师评估风险后方可实施（表3－4）。

表3－4　常用的镇痛药物对胎儿的危害性分级

药物	分级
吗啡	C/D（在临近分娩时长期、大量使用）
哌替啶、芬太尼	B/D（在临近分娩时大量使用）
布洛芬、双氯芬酸钠	B/D（在妊娠晚期或临近分娩时使用）
曲马多	C 级
布比卡因	C 级
吲哚美辛	B/D（持续使用≥48 小时，或在妊娠 32 周以后用药）
对乙酰氨基酚	B 级（妊娠各期短期应用是安全的）
塞来昔布	C/D 级（在妊娠晚期或临近分娩时使用）

注：B 级，在动物生殖实验中并未显示对胎儿的危险，但无妊娠期妇女的对照组；或动物生殖实验显示有副作用，但在早孕妇女的对照组中并不能肯定其副作用，并在中晚期妊娠亦无危险的证据。C 级，在动物研究中证实对胎儿有副作用（致畸或使胚胎致死或其他），但在妇女中无对照组或在妇女和动物研究中无可以利用的资料。药物仅在权衡对胎儿的利大于弊时给予。D 级，对人类胎儿的危险有肯定的证据，但尽管有害，对妊娠期妇女必须肯定其利大于弊方可应用，如生命垂危或严重而无法应用较安全的药物或药物无效。

三、处方审核案例分析

案例 30

【处方描述】

（1）患者信息

性别：女；年龄：25 岁。

（2）临床诊断

胎膜早破；孕 1 产 0，孕 39^{+5}周；LOA 产兆。

（3）疼痛评估

疼痛部位：盆底、腰骶部；性质：钝痛、牵拉痛；强度：NRS 评分 9 分。

（4）处方

吗啡注射液　　　　　10mg×1 支　　　　　10mg sos ih

【处方问题】

遴选药品不适宜：吗啡注射液使用不适宜。

【处方分析】

选择任何一种分娩疼痛的药物处置方法时，评定其对母亲和胎儿两者的不良反应是极为重要的。案例患者为初产妇，第一产程出现剧烈疼痛，开具吗啡注射液镇痛不适宜。因吗啡能对抗催产素对子宫的兴奋作用导致产程延长，且可通过胎盘进入胎儿体内，可能引起胎儿呼吸抑制。此外，吗啡可通过乳汁进入婴儿体内。《新编药物学》（第18版）明确提示：吗啡禁用于妊娠期妇女、哺乳期妇女、新生儿和婴儿。

【干预建议】

停用吗啡注射液，改用哌替啶注射液，用法用量参照说明书进行个体化给药。

案例 31

【处方描述】

（1）患者信息

性别：女；年龄：29岁。

（2）临床诊断

孕1产0，孕39^{+1}周；LOA产兆。

（3）疼痛评估

疼痛部位：盆底、腰骶部；性质：钝痛、牵拉痛；强度：NRS评分8分。

（4）处方

氟比洛芬酯注射液　　　　　　50mg×2支　　　　　　100mg sos iv

【处方问题】

遴选药品不适宜：氟比洛芬酯注射液使用不适宜。

【处方分析】

案例患者为初产妇，产程中出现剧烈疼痛，NRS评分8分，属重度疼痛。处方开具氟比洛芬酯注射液镇痛不适宜，重度疼痛使用NSAIDs无法有效控制疼痛，且该药说明书提示：尽量不在妊娠末期应用（动物实验中发现在妊娠末期的大鼠用药后可导致分娩延迟及胎儿的动脉导管收缩）。

【干预建议】

停用氟比洛芬酯注射液，改用有分娩镇痛适应证的盐酸哌替啶注射液，用法用量参照说明书进行个体化给药。

案例 32

【处方描述】

（1）患者信息

性别：女；年龄：31岁。

（2）临床诊断

孕2产1，孕39^{+4}周；LOA产兆。

（3）疼痛评估

疼痛部位：腹部、腰骶部；性质：钝痛、牵拉痛；强度：NRS评分7分。

（4）处方

PCEA配方组成：0.75%布比卡因10ml、芬太尼0.1mg，加0.9%氯化钠注射液至50ml。

参数设置：首次剂量：20ml；维持量：6ml/h；PCA量：8ml/次；锁定时间：30min。

【处方问题】

用法用量不适宜：首次剂量偏大。

【处方分析】

案例产妇要求无痛分娩，经评估后可阴道分娩试产，进入产房后开始硬膜外腔用药。PCEA配方中，布比卡因浓度为0.15%，芬太尼浓度为2μg/ml，基本符合《分娩镇痛专家共识》（2016年版）推荐的浓度范围（连续硬膜外镇痛推荐的给药配方如下：0.0625%～0.15%罗哌卡因或0.04%～0.125%布比卡因联合芬太尼1～2μg/ml或舒芬太尼0.4～0.6μg/ml）。

案例PCEA配方中局麻药布比卡因、阿片类药物芬太尼均配置推荐剂量中最高的浓度，但该方案的首次剂量为20ml，用药剂量偏大。指南推荐方案为首剂量（6～15ml/次）后，维持剂量（6～15ml/h），PCEA每次8～10ml，锁定时间15～30min。高浓度配方应选择首次剂量6～10ml。

【干预建议】

首次剂量范围调整为6～10ml。

参考文献

[1] 陆进，樊碧发. 疼痛药物治疗的药学监护［M］. 北京：人民卫生出版社，2019.

[2] 马丁代尔药物大典［M］. 北京：化学工业出版社，2008.

[3] 沈晓凤，姚尚龙. 分娩镇痛专家共识（2016版）［J］. 临床麻醉学杂志，2016，32（08）：816－818.

[4] 王若伦，谢函. 临床药师术后疼痛管理指引［J］. 今日药学，2019，29（4）：217－227.

[5] 陈创奇，何裕隆，等. 加速康复外科理念在胃肠外科中的临床应用新进展［M］. 广州：中山大学出版社，2017.

[6] 冷希圣，韦军民，刘连新，等. 普通外科围手术期疼痛处理专家共识［J］. 中华普通外科杂志，2015，30（2）：166－173.

［7］中华医学会麻醉学分会．中国麻醉学指南与专家共识2017版［M］．北京：人民卫生出版社，2017．

［8］马艳辉，王天龙．术后镇痛方案的专家共识［J］．中华麻醉学杂志，2017，37：24－28．

［9］中华医学会外科学分会，中华医学会麻醉学分会．加速康复外科中国专家共识及路径管理指南［J］．中国实用外科杂志，2018，38（1）：1－17．

［10］刘延青，崔建君．实用疼痛学［M］．北京：人民卫生出版社，2013．

［11］陈灏珠，林果为．实用内科学［M］．13版．北京：人民卫生出版社，2009．

［12］（澳大利亚）治疗指南有限公司．治疗指南：疼痛分册［M］．6版．北京：化学工业出版社，2018．

第三章 | 退变性疼痛

一、疾病简介

退变性疼痛在临床多见，人体一旦停止发育，其退行性改变就会随之而来，一般认为人体从 20~25 岁开始退变，包括纤维环及髓核组织退变。退变可发生于颈、胸、腰任何一段脊柱，但以颈、腰段较常见，其发病概率为腰、颈、胸段，有时颈腰段可合并发生，临床称为"颈腰综合征"。随着年龄增长，部分患者的椎间盘、关节突关节或特定运动节段的其他结构发生劳损，导致形成退变性脊柱疼痛。常见的可能引起退变性脊椎疼痛的原因包括椎间盘源性、关节突源性、脊柱源性等。此类疼痛的特点主要以酸、麻、胀、痛为主。临床多见的退变性疼痛包括颈椎病、腰椎间盘突出症以及骨关节炎等。

颈椎间盘退行性改变及其继发病理改变累及其周围组织结构，如神经根、脊髓、椎动脉、交感神经等，出现相应的临床表现者称之为颈椎病。它是一种常见病和多发病，流行病学调查显示，40~50 岁的成年人颈椎病发病率为 50%，60 岁以上人群中发病率为 25%。颈椎病主要分为以下几种类型：颈型、神经根型、椎动脉型、交感神经型、脊髓型、混合型（前面所述五型中有两型以上合并存在）。

腰椎间盘突出症常见于 30~55 岁的青壮年，多数患者既往有腰痛史。特殊职业，如长期坐位工作、驾驶员等有易患该病倾向。其典型症状是腰痛伴单侧或双侧下肢痛。据统计，有 1/2~2/3 的患者表现为先腰痛后腿痛，有 1/3~1/10 表现为腰痛和腿痛同时发生，另外一些患者先腿痛后腰痛。

骨关节炎是指由多种因素引起关节软骨纤维化、皲裂、溃疡、脱失而导致的以关节疼痛为主要症状的退行性疾病。其主要病变是关节软骨的非炎症性退行性改变和继发性骨质增生，并在关节边缘有骨赘形成。临床可产生关节疼痛、活动受限和关节畸形等症状。关节疼痛及压痛是骨关节炎最为常见的临床表现，发生率为 36.8%~60.7%；疼痛在各个关节均可出现，其中以髋、膝及指间关节最为常见。初期为轻度及中度间断性隐痛，休息后好转，活动后加重；疼痛常与天气变化有关，寒冷、潮湿环境均可加重疼痛。骨关节炎晚期可以出现持续性疼痛或夜间痛。关节局部可有压痛，在伴有关节肿胀时尤其明显。

二、指南推荐的治疗方案

退变性疼痛主要以手术或者康复治疗为主要治疗手段，药物是常见的辅助手段。

其常用镇痛药物有以下几种。

（一）非甾体抗炎药

NSAIDs 是治疗类风湿关节炎、骨性关节炎、颈肩腰腿痛及各类轻中度疼痛的一线用药。在慢性肌肉骨骼疼痛患者以口服制剂和外用制剂最为常见，静脉或者肌内注射往往用于急性疼痛或者慢性疼痛急性发作。

多个慢性肌肉骨骼疼痛相关疾病，如骨关节炎的指南均提出：外用 NSAIDs 具有明确的镇痛效果，是临床证据最充分、处方数量最多的外用镇痛药，可作为肌肉骨骼系统疾病所致轻中度疼痛的一线治疗用药。对于慢性肌肉骨骼疼痛，如果仅有局部轻中度疼痛，可优先选用外用 NSAIDs。中重度疼痛患者可 NSAIDs 外用与口服制剂联合使用。

（二）对乙酰氨基酚

对乙酰氨基酚是常用的解热镇痛药物，单用对轻中度疼痛有效。对乙酰氨基酚不损伤胃黏膜，对血小板功能不产生影响，但过量使用可引起严重的肝功能损伤和急性肾功能损伤。

（三）肌肉松弛剂

肌肉松弛剂包括苯二氮䓬类药物（如地西泮）和非苯二氮䓬类药物（如乙哌立松、环苯扎林等），可以解除肌痉挛，改善血液局部微循环，阻断"疼痛－肌肉紧张－局部血液循环障碍"恶性循环，从而改善慢性肌肉骨骼疼痛，尤其常用于慢性腰背痛。

（四）曲马多

曲马多的镇痛效应具有剂量依赖性，可以减轻慢性疼痛带来的抑郁和焦虑症状。曲马多是慢性腰痛、骨关节炎等多种机制的慢性肌肉骨骼疼痛疾病的二线药物和慢性疼痛急性发作的控制药物。

（五）阿片类药物

阿片类药物对于慢性肌肉骨骼疼痛患者，作为阶梯治疗方案，常常是二线或者三线药物，仅仅在常规 NSAIDs、抗惊厥药物、抗抑郁药物疗效欠佳时或者慢性疼痛急性发作时选用，且一般选择缓释制剂或者透皮制剂，尽量避免使用短效即刻释放剂型以及注射用阿片类药物（除非急性疼痛）。

（六）抗抑郁药

临床上常用治疗慢性肌肉骨骼疼痛等慢性非癌症疼痛的代表药物有三环类抗抑郁药阿米替林，SNRIs 度洛西汀等，度洛西汀是目前唯一获 FDA 批准治疗慢性肌肉骨骼疼痛的抗抑郁药物。

（七）抗惊厥药

慢性肌肉骨骼疼痛中由于炎症、缺血、营养缺乏、代谢障碍、外伤、卡压等因素导致神经病理性疼痛。加巴喷丁、普瑞巴林是目前治疗慢性骨骼肌肉疼痛（背痛、神经痛）的一线药物。

三、处方审核案例分析

案例 33

【处方描述】

（1）患者信息

性别：女；年龄：52 岁。

（2）临床诊断

左膝骨关节炎（初诊）。

（3）疼痛评估

疼痛部位：左膝关节；性质：胀痛；强度：NRS 评分 3 分。

（4）处方

| 曲马多缓释片 | 100mg×14 片 | 100mg q12h po |
| 氨基葡萄糖酸钾胶囊 | 0.24g×21 粒 | 0.24g tid po |

【处方问题】

遴选药品不适宜：曲马多缓释片使用不适宜。

【处方分析】

骨关节炎一般建议首先选择局部外用药物制剂治疗，包括各种 NSAIDs 乳剂、膏剂、贴剂以及非 NSAIDs 搽剂（如辣椒碱）。外用制剂的不良反应轻微，主要是局部皮肤反应。

案例患者为左膝骨关节炎初诊患者，轻度疼痛，选用曲马多缓释片镇痛，品种不适宜，外用 NSAIDs 和对乙酰氨基酚应该优先于口服 NSAIDs 和阿片类药物。

【干预建议】

停用曲马多缓释片，改用外用 NSAIDs（如双氯芬酸钠乳膏、氟比洛芬酯贴剂等）。

案例 34

【处方描述】

（1）患者信息

性别：男；年龄：59 岁。

（2）临床诊断

双膝骨关节炎；心力衰竭（重度）。

（3）疼痛评估

疼痛部位：双膝关节；性质：胀痛；强度：NRS 评分 4 分。

（4）处方

塞来昔布胶囊	200mg×7 粒	200mg qd po
呋塞米片	20mg×7 片	20mg qd po
螺内酯片	20mg×21 片	20mg tid po

【处方问题】

遴选药品不适宜：塞来昔布胶囊使用不适宜。

【处方分析】

案例患者诊断为"双膝骨关节炎"，中度疼痛，同时合并有重度心力衰竭，选用塞来昔布镇痛，用药品种不适宜。其药品说明书提示：塞来昔布禁用于重度心力衰竭患者。并且心血管风险是所有 NSAIDs 的类效应。FDA 对 NSAIDs 处方药说明书的修订要求指出：所有的 NSAIDs 可能有相似的心血管事件发生风险。

【干预建议】

停用塞来昔布胶囊，改用对乙酰氨基酚或弱阿片类药物。

案例 35

【处方描述】

（1）患者信息

性别：女；年龄：76 岁。

（2）临床诊断

腰椎间盘突出（$L_4 \sim L_5$）；慢性肾功能不全（CDK5 期）。

（3）疼痛评估

疼痛部位：腰部；性质：胀痛；强度：NRS 评分 6 分。

（4）处方

吲哚美辛片	25mg×21 片	25mg tid po
尿毒清颗粒	5g×28 袋	5g qid po

【处方问题】

遴选药品不适宜：吲哚美辛片使用不适宜。

【处方分析】

案例患者为老年女性，有慢性肾功能不全（CDK5期）病史，使用吲哚美辛镇痛，药物品种不适宜。因为吲哚美辛属NSAIDs，通过抑制COX而减少前列腺素的合成。前列腺素具有舒张血管作用，若合成减少会影响肾组织血液灌注，可使肾功能不全患者的肾功能进一步恶化。吲哚美辛药品说明书也提示：肝肾功能不全者禁用。

【干预建议】

停用吲哚美辛片，改用对肾功能影响小的丁丙诺啡透皮贴。

案例36

【处方描述】

（1）患者信息

性别：女；年龄：67岁。

（2）临床诊断

类风湿关节炎；胃溃疡穿孔修补术后。

（3）疼痛评估

疼痛部位：左膝关节；性质：胀痛；强度：NRS评分4分。

（4）处方

美洛昔康片	7.5mg×14片	15mg qd po
泼尼松片	5mg×28片	20mg qd po

【处方问题】

遴选药品不适宜：美洛昔康片使用不适宜。

【处方分析】

评估案例患者使用美洛昔康的胃肠道损伤风险，有3个危险因素：高龄、既往有胃溃疡穿孔病史、联合使用泼尼松。该患者为NSAIDs胃肠道损伤的高危患者，选用美洛昔康镇痛，品种不适宜。

【干预建议】

停用美洛昔康片，改用COX-2抑制剂（塞来昔布等），并加用质子泵抑制剂预防胃肠道损伤。

案例37

【处方描述】

（1）患者信息

性别：女；年龄：78岁。

（2）临床诊断

退变性腰背痛。

（3）疼痛评估

疼痛部位：腰背部；性质：酸胀痛；强度：NRS 评分 6 分。

（4）处方

丁丙诺啡透皮贴　　　　　5mg×3 贴　　　　　15mg q7d 外贴

【处方问题】

用法用量不适宜：丁丙诺啡透皮贴一次使用 3 片贴剂不适宜。

【处方分析】

案例患者诊断为"退变性腰背痛"，中度疼痛，使用丁丙诺啡透皮贴镇痛，品种选择适宜，其选用丁丙诺啡透皮贴 5mg 规格，一次使用 3 片，用法用量不适宜。目前，丁丙诺啡透皮贴在我国有三种剂量规格：5mg、10mg 和 20mg。其说明书提示：丁丙诺啡透皮贴不管用何种剂量，一次最多只能贴 2 片贴剂。最大剂量不能超过 40mg（如 2 片 20mg 贴剂）。

【干预建议】

调整丁丙诺啡透皮贴的规格，可选用 1 贴 10mg 和 1 贴 5mg 的丁丙诺啡透皮贴。

案例 38

【处方描述】

（1）患者信息

性别：女；年龄：66 岁。

（2）临床诊断

右膝骨关节炎。

（3）疼痛评估

疼痛部位：右侧膝关节；性质：胀痛；强度：NRS 评分 4 分。

（4）处方

丁丙诺啡透皮贴　　　　　5mg×1 贴　　　　　5mg q7d 外贴右膝关节

氨基葡萄糖酸钾胶囊　　　0.24g×21 粒　　　0.24g tid po

【处方问题】

用法用量不适宜：丁丙诺啡透皮贴贴于患处不适宜。

【处方分析】

案例患者诊断为"右膝骨关节炎"，使用丁丙诺啡透皮贴镇痛，品种选择适宜，但将其贴于疼痛部位——右膝关节不适宜。丁丙诺啡透皮贴说明书提示：应贴在平整、无不适的皮肤上，贴在上臂外侧、上胸壁、上背部和胸侧；贴敷处皮肤要清洁、干燥，无毛且没有大的瘢痕。每次更换贴剂时，新贴剂要贴在不同部位，至少等待 3~4 周才能重新使用同一部位。

【干预建议】

更换丁丙诺啡透皮贴的粘贴部位,可贴在上臂外侧、上胸壁、上背部和胸侧。

案例 39

【处方描述】

(1) 患者信息

性别:男;年龄:70 岁。

(2) 临床诊断

腰椎间盘突出症。

(3) 疼痛评估

疼痛部位:腰部;性质:酸胀痛;强度:NRS 评分 5 分。

(4) 处方

| 丁丙诺啡透皮贴 | 10mg×1 贴 | 10mg q72h 外贴 |
| 甲钴胺分散片 | 0.5mg×21 片 | 0.5mg tid po |

【处方问题】

用法用量不适宜:丁丙诺啡透皮贴给药频次不适宜。

【处方分析】

案例患者诊断为"腰椎间盘突出症",丁丙诺啡透皮贴药品说明书的适应证:用于非阿片类止痛剂不能控制的慢性疼痛。因此,该患者使用丁丙诺啡透皮贴镇痛,品种选择适宜。但其给药间隔为 q72h 不适宜,该贴剂可连续使用 7 日。丁丙诺啡是一种低剂量阿片类镇痛药的有效透皮缓释剂型,其在使用的 7 日中能持续、稳定地释放丁丙诺啡。一项在年轻的健康志愿者中进行的超过 7 日的平行分组研究评估了该透皮贴剂的吸收和代谢动力学:从保持 1 日组到保持 7 日组,测得的丁丙诺啡药代动力学参数相似。

【干预建议】

丁丙诺啡透皮贴的给药间隔调整为 q7d。

案例 40

【处方描述】

(1) 患者信息

性别:女;年龄:54 岁。

(2) 临床诊断

肩周炎。

(3) 疼痛评估

疼痛部位:右侧肩部;性质:胀痛、牵拉痛;强度:NRS 评分 5 分。

（4）处方

| 美洛昔康片 | 7.5mg×21 片 | 7.5mg tid po |
| 氨基葡萄糖酸钾胶囊 | 0.24g×21 粒 | 0.24g tid po |

【处方问题】

用法用量不适宜：美洛昔康片剂量偏大。

【处方分析】

美洛昔康片属于 NSAIDs，其最大日限剂量为 15mg。其药品说明书的推荐剂量：该药用于骨关节炎症状加重时，一次 7.5mg，一日 1 次，如果症状无改善，剂量可增至 15mg，一日 1 次。案例患者诊断为"肩周炎"，选用美洛昔康片 7.5mg tid，药物品种选择适宜，用法用量不适宜。

【干预建议】

美洛昔康片用法用量调整为 7.5mg qd，若疼痛无缓解，可增至 15mg qd。

案例 41

【处方描述】

（1）患者信息

性别：男；年龄：53 岁。

（2）临床诊断

腰肌劳损。

（3）疼痛评估

疼痛部位：腰部；性质：胀痛、酸痛；强度：NRS 评分 4 分。

（4）处方

| 吡罗昔康片 | 20mg×21 片 | 20mg tid po |
| 乙哌立松片 | 50mg×21 片 | 50mg tid po |

【处方问题】

用法用量不适宜：吡罗昔康片剂量偏大。

【处方分析】

案例患者诊断为"腰肌劳损"，中度疼痛，吡罗昔康片 20mg tid，用法用量不适宜。其最大日限剂量为 40mg，超量容易引起药物蓄积，可能导致胃肠道损伤、肝肾功能异常等不良反应的增加。吡罗昔康药品说明书的推荐剂量：成人剂量为一次 20mg，一日 1 次，或一次 10mg，一日 2 次。

【干预建议】

吡罗昔康片用法用量调整为 20mg qd，若疼痛无缓解，可联用其他镇痛药物。

案例 42

【处方描述】

（1）患者信息

性别：男；年龄：78岁。

（2）临床诊断

双膝骨关节炎。

（3）疼痛评估

疼痛部位：双膝关节；性质：胀痛、牵拉痛；强度：NRS评分4分。

（4）处方

| 对乙酰氨基酚片 | 500mg×63片 | 1500mg tid po |
| 氨基葡萄糖酸钾胶囊 | 0.24g×21粒 | 0.24g tid po |

【处方问题】

用法用量不适宜：对乙酰氨基酚片剂量偏大。

【处方分析】

对乙酰氨基酚是目前运用最广泛的药物之一，被欧美国家多个协会推荐用于老年慢性非癌痛的治疗。对乙酰氨基酚镇痛日剂量不宜超过2g，用药过量诱导的肝毒性是其临床应用面临的首要问题。

案例患者为老年男性，诊断为"双膝骨关节炎"，中度疼痛，选用对乙酰氨基酚镇痛，药物品种适宜；但用法用量为1500mg tid，剂量偏大，容易引起肝毒性。

【干预建议】

减少对乙酰氨基酚用量。

案例43

【处方描述】

（1）患者信息

性别：女；年龄：56岁。

（2）临床诊断

肩周炎。

（3）疼痛评估

疼痛部位：左侧肩关节；性质：胀痛、针刺痛；强度：NRS评分4分。

（4）处方

| 氟比洛芬凝胶贴 | 5mg×6贴 | 5mg bid 外贴前胸 |
| 乙哌立松片 | 50mg×21片 | 50mg tid po |

【处方问题】

用法用量不适宜：氟比洛芬凝胶贴贴于前胸不适宜。

【处方分析】

氟比洛芬凝胶贴属于NSAIDs外用制剂，是由一种网状骨架结构构成的凝胶物质，其用法为贴于患处。

案例患者诊断为"肩周炎"，使用氟比洛芬凝胶贴镇痛，药物品种选择适宜，但将其贴在前胸不正确，应贴于左肩关节，有利于药物吸收，发挥镇痛作用。

【干预建议】

将氟比洛芬凝胶贴贴于左肩关节。

案例44

【处方描述】

(1) 患者信息

性别：女；年龄：71 岁。

(2) 临床诊断

双膝骨关节炎；人工二尖瓣、主动脉瓣机械瓣膜置换术后；心功能Ⅱ级。

(3) 疼痛评估

疼痛部位：双膝关节；性质：胀痛、牵拉痛；强度：NRS 评分4分。

(4) 处方

美洛昔康片	7.5mg×7 片	7.5mg qd po
华法林片	3mg×4 片	1.5mg qn po
地高辛片	0.25mg×4 片	0.125mg qd po
美托洛尔片	25mg×7 片	12.5mg q12h po
呋塞米片	20mg×7 片	20mg bid po

【处方问题】

药品相互作用：美洛昔康与华法林合用会导致毒性相加（禁忌）。

【处方分析】

美洛昔康属于 NSAIDs，对 COX-1 和 COX-2 均有抑制作用。华法林属于口服抗凝剂，能够抑制维生素 K 依赖的凝血因子合成。两药合用会增加胃肠道出血的风险。NSAIDs 也可增强抗凝剂的作用。

【干预建议】

停用美洛昔康，改用对乙酰氨基酚或曲马多。

案例45

【处方描述】

(1) 患者信息

性别：男；年龄：51 岁。

(2) 临床诊断

腰椎间盘突出症；肾移植术后。

（3）疼痛评估

疼痛部位：腰部；性质：酸胀痛；强度：NRS 评分 5 分。

（4）处方

萘普生片	0.1g×24 片	0.25g tid po
他克莫司胶囊	1mg×14 粒	1mg q12h po
吗替麦考酚酯片	0.5g×28 片	1g q12h po

【处方问题】

药品相互作用：萘普生与他克莫司合用会导致毒性相加（禁忌）。

【处方分析】

萘普生属于 NSAIDs，对 COX－1 和 COX－2 均有抑制作用，可抑制前列腺素的生成，前列腺素水平降低会导致肾脏血流量减少。他克莫司属于大环内酯类免疫抑制剂，具有潜在肾毒性。两药合用会增加肾损害的风险。

【干预建议】

停用萘普生片，改用曲马多。

参考文献

［1］中华医学会疼痛学分会．脊柱退变性神经根疼痛治疗专家共识［J］．中华医学杂志，2019，99（15）：1133－1137.

［2］陆进，樊碧发．疼痛药物治疗的药学监护［M］．北京：人民卫生出版社，2019.

［3］陈新谦，金有豫，汤光．新编药物学［M］.18 版．北京：人民卫生出版社，2018.

［4］中华医学会运动医疗分会．外用 NSAIDs 疼痛治疗中国专家委员会．外用非甾体抗炎药治疗肌肉骨骼系统疼痛的中国专家共识［J］．中国医学前沿杂志，2016，8（7）：24－27.

［5］老年慢性非癌症诊疗共识编写专家组．老年慢性非癌痛药物治疗中国专家共识［J］．中国疼痛医学杂志，2016，22（5）：321－326.

［6］中华医学会骨科学分会关节外科学组．骨关节炎诊疗指南［J］．中华骨科杂志，2018，38（12）：705－715.

第四章 代谢性疼痛疾病

第一节　骨质疏松症

一、疾病简介

骨质疏松症（osteoporosis，OP）是最常见的骨骼疾病，是一种以骨量低、骨组织微结构损坏，导致骨脆性增加，易发生骨折为特征的全身性骨病。骨质疏松症可发生于任何年龄，但多见于绝经后女性和老年男性。目前我国有骨质疏松症患者约9000万人，到2050年将激增至2亿多人。骨质疏松症初期通常没有明显的临床表现，但随着病情进展，骨量不断丢失，骨微结构被破坏，患者会出现骨痛、脊椎变形，甚至发生骨质疏松性骨折等后果。骨质疏松症的临床表现主要有疼痛、身高缩短、驼背、骨折以及呼吸系统障碍。

疼痛是骨质疏松症患者最常见、最主要的临床症状，约占临床症状的58%，其中腰背痛占70%~80%，多为钝痛，无固定的压痛点，并向脊柱两侧扩散；年龄越大发病率越高，女性的症状重于男性，女性停经后重于停经前，久坐、久站后疼痛加重，平卧时疼痛有所缓解，深夜及清晨醒来时身体肌肉僵硬、骨骼疼痛感加剧，而白天则常常缓解；用力咳嗽、大便时，疼痛加剧。

疼痛产生的原因如下：①破骨细胞溶骨导致，以夜间疼痛为主要表现；②机械应力导致微骨折，以劳累后疼痛为主要表现；③骨骼畸形所致的肌肉韧带受力异常；④严重的低骨量衰竭、长期卧床、制动所致。

二、指南推荐的治疗方案

《原发性骨质疏松症诊疗指南》（2017年版）及《中国老年骨质疏松症诊疗指南》（2018年版）均指出：骨质疏松症的防治措施主要包括基础措施、药物干预和康复治疗。基础措施包括调整生活方式和骨健康基本补充剂；调整生活方式包括建议摄入富含钙、低盐和适量蛋白质的均衡膳食，适当的户外活动和日照，有助于骨健康的体育锻炼和康复治疗。各国指南都强调了充足的钙摄入对获得理想骨峰值、减缓骨丢失、改善骨矿化和维护骨骼健康有益。我国营养学会建议中国成人每日适宜的钙摄入量为 800~1000mg，而我国居民每日膳食摄入元素钙约400mg，故需补充元素钙 500~600mg。充足的维生素 D 可增加肠钙吸收、促进骨骼矿化、保持肌力、改善平衡能力和降低跌倒风险。

治疗骨质疏松症的药物如下。

1. 双膦酸盐类 包括阿仑膦酸钠、唑来膦酸、利塞膦酸钠、伊班膦酸钠等，是目前临床上应用最为广泛的抗骨质疏松症药物，双膦酸盐与骨骼羟磷灰石的亲和力高，能够特异性结合到骨重建活跃的骨表面，抑制破骨细胞功能，从而抑制骨吸收。

2. 降钙素类 包括鳗鱼降钙素类似物和鲑降钙素等，是一种钙调节激素，能抑制破骨细胞的生物活性，减少破骨细胞数量，减少骨量丢失并增加骨量。该类药物的另一突出特点是能明显缓解骨痛，对骨质疏松症及其骨折引起的骨痛有效。鉴于鼻喷剂型鲑降钙素具有潜在增加肿瘤风险的可能，鲑降钙素连续使用时间一般不超过 3 个月。

3. 绝经激素治疗类药物 能抑制骨转换，减少骨丢失。激素补充治疗需明确治疗的利与弊；绝经早期开始用（小于 60 岁或绝经 10 年之内），收益更大，风险更小。

4. 选择性雌激素受体调节剂类 如雷洛昔芬，与雌激素受体结合后，能在不同靶组织导致受体空间构象发生不同改变，从而在不同组织发挥类似或拮抗雌激素的不同生物效应。

5. 甲状旁腺素类似物 如特立帕肽，是当前促骨形成的代表性药物，间断使用小剂量甲状旁腺素类似物能刺激成骨细胞活性，促进骨形成，增加骨密度，改善骨质量，降低椎体和非椎体骨折的发生风险。

6. 锶盐 如雷奈酸锶，可同时作用于成骨细胞和破骨细胞，具有抑制骨吸收和促进骨形成的双重作用，可降低椎体和非椎体骨折的发生风险。

7. 活性维生素 D 及其类似物 更适用于老年人、肾功能减退以及 1α - 羟化酶缺乏或减少的患者，能够提高骨密度，减少跌倒，降低骨折风险。

8. 维生素 K 类 维生素类可促进骨形成，并有一定抑制骨吸收的作用，能够轻度增加骨质疏松症患者的骨量。

9. RANKL 抑制剂 地舒单抗能够抑制 RANKL 与其受体 RANK 的结合，减少破骨细胞形成、功能和存活，从而降低骨吸收、增加骨量、改善皮质骨或松质骨的强度。

以上提及的骨质疏松治疗药物详见表 5-1。钙剂及维生素 D 作为基础治疗药物，可以与骨吸收抑制剂或骨形成促进剂联合使用。不建议联合应用相同作用机制的药物。

表 5 – 1　骨质疏松治疗药物

骨吸收抑制剂	骨形成促进剂	其他机制类药物	中药
双膦酸盐	甲状旁腺素类似物	活性维生素 D 及其类似物	骨碎补总黄酮制剂
降钙素		维生素 K_2 类	淫羊藿苷类制剂
雌激素		锶盐	人工虎骨粉制剂
选择性雌激素受体调节剂			
RANKL 抑制剂			

三、处方审核案例分析

案例 46

【处方描述】

（1）患者信息

性别：女；年龄：76 岁。

（2）临床诊断

骨质疏松症；压缩性骨折。

（3）疼痛评估

疼痛部位：腰背部；性质：酸痛；强度：NRS 评分 6 分。

（4）处方

美洛昔康片	7.5mg×24 片	15mg qd po
碳酸钙 D_3 咀嚼片	0.6g×7 片	0.6g qd po

【处方问题】

其他用药问题：单用美洛昔康片镇痛不适宜。

【处方分析】

骨质疏松性骨痛分为急性疼痛和慢性疼痛，其特点是单纯服用 NSAIDs 效果不佳。骨质疏松性急性疼痛起病急，尤其伴有脆性骨折及压缩性骨折时，急性疼痛多表现为持续性疼痛。严重时，患者自诉疼痛难以忍受，此时治疗的重点在于尽早止痛，可考虑联合应用降钙素类和 NSAIDs，效果良好。对于 NRS 评分高、疼痛剧烈者，降钙素联合使用曲马多等强止痛药短期联合应用效果明显，疼痛缓解后还应该加强抗骨质疏松症治疗。

案例患者诊断为"骨质疏松症和压缩性骨折"，NRS 评分为 6 分，属中度疼痛，单独使用美洛昔康片 15mg qd 镇痛，品种不适宜，建议联合使用降钙素类药物镇痛。

【干预建议】

在美洛昔康的基础上，联合使用降钙素类药物。

案例 47

【处方描述】

（1）患者信息

性别：女；年龄：67 岁。

（2）临床诊断

骨质疏松症。

（3）疼痛评估

疼痛部位：腰部；性质：钝痛；强度：NRS 评分 5 分。

（4）处方

氟比洛芬凝胶贴	5mg×7 贴	5mg bid 外贴
碳酸钙 D_3 咀嚼片	0.6g×7 片	0.6g qd po

【处方问题】

遴选药品不适宜：氟比洛芬凝胶贴使用不适宜。

【处方分析】

案例患者为老年女性，诊断为"骨质疏松症"，出现腰部钝痛，中度疼痛，使用氟比洛芬凝胶贴镇痛，品种不适宜。该患者属慢性骨痛，此时 NSAIDs 的治疗效果不佳。降钙素是治疗骨质疏松性骨痛的首选药，一般使用 1~2 周即可见明显的止痛效果。

【干预建议】

停用氟比洛芬凝胶贴，改用降钙素类药物（使用时间不超过 3 个月）。

案例 48

【处方描述】

（1）患者信息

性别：女；年龄：63 岁。

（2）临床诊断

骨质疏松症；食管狭窄。

（3）疼痛评估

疼痛部位：腰部；性质：酸痛；强度：NRS 评分 3 分。

（4）处方

阿仑膦酸钠片	70mg×1 片	70mg qw po
碳酸钙 D_3 咀嚼片	0.6g×7 片	0.6g qd po

【处方问题】

遴选药品不适宜：阿仑膦酸钠片使用不适宜。

【处方分析】

阿仑膦酸钠片属口服的双膦酸盐类药物，是具有较广抗骨折谱的药物。本品可对上消化道黏膜产生局部刺激，故该药正确的服药方法是在清晨用一满杯白水服用，并且在服药后至少30min内避免躺卧，使药物尽快送至胃部，降低对食管的刺激。

案例患者诊断为"食管狭窄"，会导致食管排空延迟，容易发生严重食管不良反应，故该患者禁忌使用双膦酸盐类口服制剂。

【干预建议】

停用阿仑膦酸钠片，改用双膦酸盐类的注射制剂（如唑来膦酸）。

案例49

【处方描述】

（1）患者信息

性别：女；年龄：67岁。

（2）临床诊断

骨质疏松症；慢性肾功能不全（CKD4期）。

（3）疼痛评估

疼痛部位：腰部；性质：酸痛；强度：NRS评分3分。

（4）处方

| 阿仑膦酸钠片 | 70mg×1片 | 70mg qw po |
| 唑来膦酸钠注射液 | 5mg×1瓶 | 5mg 临嘱 ivgtt |

【处方问题】

遴选药品不适宜：唑来膦酸钠注射液使用不适宜。

【处方分析】

2011年9月1日，FDA发布药品安全性信息称，已批准更新唑来膦酸（密固达）的产品说明书，以更好地告知医疗专业人员和患者肾功能衰竭风险的信息。肾功能衰竭是有发生肾损害危险因素的患者使用唑来膦酸而发生的罕见的、严重的不良反应。唑来膦酸说明书的警告和注意栏已对其肾毒性进行了警示。更新后的说明书提示唑来膦酸禁用于肌酐清除率低于35ml/min的患者或者有急性肾损伤迹象的患者。

案例患者诊断为"慢性肾功能不全（CKD4期）"。《中国老年骨质疏松症诊疗指南》（2018年版）指出：对伴有慢性肾功能不全4期（肌酐清除率<35ml/min）以上老年骨质疏松症患者，禁用双膦酸盐及甲状旁腺素类似物（1B）。对于肌酐清除率<35ml/min的老年骨质疏松症患者，可在基础用药的基础上依据患者病

情考虑使用活性维生素 D 及其类似物和维生素 K_2（1B）。

【干预建议】

停用唑来膦酸注射液，改用其他抗骨质疏松药物（如活性维生素 D 及其类似物和维生素 K_2 等）。

案例 50

【处方描述】

（1）患者信息

性别：女；年龄：85 岁。

（2）临床诊断

骨质疏松症；L_1 椎体压缩性骨折。

（3）疼痛评估

疼痛部位：腰部；性质：刀割痛；强度：NRS 评分 7 分。

（4）处方

碳酸钙 D_3 咀嚼片	0.6g×7 片	0.6g qd po
阿仑膦酸钠片	70mg×1 片	70mg qw po

【处方问题】

遴选药品不适宜：阿仑膦酸钠片使用不适宜。

【处方分析】

案例患者诊断为"骨质疏松症"，并出现新发腰椎压缩性骨折伴疼痛，疼痛程度为重度，该类患者可考虑短期使用降钙素。降钙素是一种钙调节激素，能抑制破骨细胞的生物活性，减少破骨细胞数量，减少骨量丢失并增加骨量。降钙素类药物的另一突出特点是能明显缓解骨痛，对骨质疏松症及其骨折引起的骨痛有效。《中国老年骨质疏松症诊疗指南》（2018 年版）推荐：老年骨质疏松症中重度疼痛的患者，或者骨折围手术期，建议使用降钙素类药物，使用时间不超过 3 个月。

【干预建议】

停用阿仑膦酸钠片，改用降钙素类药物（使用时间不超过 3 个月）。

案例 51

【处方描述】

（1）患者信息

性别：男；年龄：60 岁。

（2）临床诊断

骨质疏松症。

（3）疼痛评估

疼痛部位：双膝；性质：酸胀痛；强度：NRS 评分 3 分。

（4）处方

碳酸钙D₃咀嚼片	0.6g×7片	0.6g qd po
雷洛昔芬片	60mg×7片	60mg qd po

【处方问题】

遴选药品不适宜：雷洛昔芬片使用不适宜。

【处方分析】

雷洛昔芬属于选择性雌激素受体调节剂类药物，在骨骼与雌激素受体结合，发挥类雌激素的作用，降低骨转换至女性绝经前水平，抑制骨吸收，增加骨密度，降低椎体骨折发生的风险。该药国家药品监督管理局批准的适应证为预防和治疗绝经后骨质疏松症，不适用于男性骨质疏松症患者。

【干预建议】

停用雷洛昔芬片，改用其他可用于治疗男性骨质疏松症的药物（如阿仑膦酸钠片、活性维生素D及其类似物等）。

案例52

【处方描述】

（1）患者信息

性别：女；年龄：65岁。

（2）临床诊断

骨质疏松症。

（3）疼痛评估

疼痛部位：腰部；性质：酸痛；强度：NRS评分2分。

（4）处方

碳酸钙D₃咀嚼片	0.6g×7片	0.6g qd po
阿仑膦酸钠片	70mg×1片	70mg qd po

【处方问题】

用法用量不适宜：阿仑膦酸钠片每日口服70mg不适宜。

【处方分析】

阿仑膦酸钠片属口服的双膦酸盐类药物，该药的口服片剂目前有两种剂量规格：70mg/片和10mg/片。具体用法：70mg/片，每次口服1片，每周1次；10mg/片，每次口服1片，每日1次。案例患者使用的是70mg/片的规格，每日1次，每次口服1片，其用法用量不适宜。

【干预建议】

阿仑膦酸钠片用法用量调整为70mg qw。

第二节　痛　风

一、疾病简介

痛风是一种单钠尿酸盐沉积所致的晶体相关性关节病，与嘌呤代谢紊乱和（或）尿酸排泄减少所致的高尿酸血症直接相关，属代谢性风湿病范畴。发作时常伴有严重的疼痛症状，主要临床表现如下：①急性炎症性关节炎反复发作；②慢性关节病；③尿酸盐结晶累积形成痛风石沉积；④尿酸肾结石；⑤痛风患者中的慢性肾病常由共存疾病状态导致。

急性关节炎是痛风的首发症状，是尿酸盐结晶、沉积引起的炎症反应。典型发作起病急骤，多于午夜因剧痛而惊醒，疼痛进行性加剧，在 12h 左右达到高峰，呈撕裂样、刀割样或咬噬样，难以忍受。最易受累部位是跖趾关节，依次为踝、跟、膝、腕、指、肘等关节。90% 为单一，偶尔双侧或多关节同时或先后受累。受累关节红肿灼热、皮肤紧绷、触痛明显、功能受限。发作常呈自限性，数小时、数日、数周自然缓解，缓解时局部可出现本病特有的脱屑和瘙痒表现。

二、指南推荐的治疗方案

《中国高尿酸血症与痛风诊疗指南》（2019 年版）推荐痛风非药物治疗的总体原则是保持健康的生活方式，包括控制体重、规律运动、限制酒精及高嘌呤、高果糖饮食的摄入；鼓励奶制品和新鲜蔬菜的摄入及适量饮水；不推荐也不限制豆制品（如豆腐）的适量摄入。

痛风患者的药物治疗时机及控制目标：建议血尿酸 $\geq 480\mu mol/L$ 时，开始降尿酸药物治疗；血尿酸 $\geq 420\mu mol/L$ 且合并下列任何情况之一时起始降尿酸药物治疗：痛风发作次数 ≥ 2 次/年、痛风石、慢性痛风性关节炎、肾结石、慢性肾脏疾病、高血压、糖尿病、血脂异常、脑卒中、缺血性心脏病、心力衰竭和发病年龄 <40 岁；对于未服用降尿酸药物的痛风患者，建议在痛风发作控制 2~4 周后起始降尿酸药物治疗，但对已在服用降尿酸药物治疗的患者，急性发作期不建议停药。建议痛风患者控制血尿酸 $<360\mu mol/L$；合并上述情况之一时，控制血尿酸水平 $<300\mu mol/L$；不建议将血尿酸长期控制在 $<180\mu mol/L$。

痛风患者的药物治疗选择：推荐别嘌醇、非布司他或苯溴马隆为痛风患者降尿酸治疗的一线用药。单药足量、足疗程治疗，血尿酸仍未达标的患者，可考虑联合应用两种不同作用机制的降尿酸药物。痛风急性发作期，推荐尽早使用小剂量秋水仙碱或 NSAIDs（足量、短疗程），对上述药物不耐受、疗效不佳或存在禁忌的患者，推荐全身应用糖皮质激素；有消化道出血风险或需长期使用小剂量阿司匹林患者，建议优先考虑选择性 COX－2 抑制剂。

三、处方审核案例分析

案例 53

【处方描述】

（1）患者信息

性别：女；年龄：58 岁。

（2）临床诊断

痛风（急性发作期）；胃溃疡。

（3）疼痛评估

疼痛部位：左侧踝部；性质：肿痛；强度：NRS 评分 4 分。

（4）处方

双氯芬酸钠缓释片	75mg×7 片	75mg qd po
别嘌醇片	100mg×14 片	100mg bid po

【处方问题】

遴选药品不适宜：双氯芬酸钠缓释片使用不适宜。

【处方分析】

痛风急性发作期，推荐首先使用 NSAIDs 缓解症状。目前仅有间接证据比较不同非选择性 NSAIDs 治疗痛风的相对疗效与安全性。选择性 COX－2 抑制剂能更有针对性地抑制 COX－2，减少胃肠道损伤等副作用。

案例患者有胃溃疡病史，建议首选选择性 COX－2 抑制剂，而非首选非选择性 NSAIDs 双氯芬酸钠缓释片。患者一直在服用降尿酸药物别嘌醇片，服药期间出现急性发作，故无须停用别嘌醇片。

【干预建议】

停用双氯芬酸钠缓释片，改用选择性 COX－2 抑制剂（如依托考昔）。

案例 54

【处方描述】

（1）患者信息

性别：男；年龄：65 岁。

（2）临床诊断

痛风；高血压。

（3）疼痛评估

强度：NRS 评分 0 分。

（4）处方

别嘌醇片	100mg×14 片	100mg bid po
氯沙坦片	50mg×14 片	50mg qd po
氢氯噻嗪片	25mg×14 片	25mg bid po

【处方问题】

遴选药品不适宜：氢氯噻嗪片使用不适宜。

【处方分析】

氢氯噻嗪片属噻嗪类利尿剂，可引起嘌呤代谢紊乱，从而导致血尿酸升高。《高尿酸血症和痛风治疗的中国专家共识》（2013 年版）指出：避免长期使用可能造成尿酸升高的治疗伴发病的药物，建议经过权衡利弊后去除可能造成尿酸升高的合并用药，如噻嗪类及袢利尿剂、烟酸、小剂量阿司匹林等。对于需服用利尿剂且合并高尿酸血症的患者，避免应用噻嗪类利尿剂。对于高血压患者伴血尿酸增高，氯沙坦和钙通道阻滞剂（二氢吡啶类钙通道阻滞剂如氨氯地平，长效钙通道阻滞剂如西尼地平）在降压的同时，兼有降尿酸作用，并可降低痛风发作风险，故氯沙坦选用适宜。

【干预建议】

停用氢氯噻嗪片。

案例 55

【处方描述】

（1）患者信息

性别：男；年龄：62 岁。

（2）临床诊断

痛风；慢性肾功能不全（CKD4 期）。

（3）疼痛评估

强度：NRS 评分 0 分。

（4）处方

| 别嘌醇片 | 100mg×28 片 | 200mg bid po |

【处方问题】

用法用量不适宜：别嘌醇片剂量偏大。

【处方分析】

别嘌醇属抑制尿酸合成的药物，别嘌醇及其代谢产物氧嘌呤醇通过抑制黄嘌呤氧化酶的活性，使尿酸生成减少。别嘌醇与氧嘌呤醇均由肾脏排出，肾功能不全时其排泄量减少，增加药物中毒风险。因此，《中国高尿酸血症与痛风诊疗指南》（2019 年版）建议，CKD3～4 期时，别嘌醇起始剂量 50mg/d，每 4 周增加 50mg/d，最大剂量200mg/d。案例患者诊断为"慢性肾功能不全（CKD4 期）"，使用别嘌醇片200mg bid 剂量偏大。

【干预建议】

减少别嘌醇片用量，使其不超过200mg/d。

案例56

【处方描述】

（1）患者信息

性别：男；年龄：56 岁。

（2）临床诊断

痛风（初诊）。

（3）疼痛评估

疼痛部位：左侧跖部；性质：胀痛；强度：NRS 评分3 分。

（4）处方

| 别嘌醇片 | 100mg×14 片 | 100mg bid po |
| 秋水仙碱片 | 1mg×18 片 | 2mg tid po |

【处方问题】

用法用量不适宜：秋水仙碱片剂量偏大。

【处方分析】

《中国高尿酸血症与痛风诊疗指南》（2019 年版）推荐：痛风患者在降尿酸治疗初期，预防性使用秋水仙碱3~6 个月可减少痛风的急性发作，小剂量（0.5~1mg/d）秋水仙碱安全性高，耐受性好。案例患者在别嘌醇降尿酸的基础上，使用高剂量秋水仙碱（6mg/d），其胃肠道不良反应发生率较高，且容易导致患者因不良反应停药。

【干预建议】

秋水仙碱片用法用量调整为1mg qd。

案例57

【处方描述】

（1）患者信息

性别：男；年龄：38 岁。

（2）临床诊断

痛风性关节炎。

（3）疼痛评估

疼痛部位：右侧踝部；性质：胀痛；强度：NRS 评分2 分。

（4）处方

别嘌醇片	100mg×14 片	100mg bid po
非布司他片	40mg×7 片	40mg qd po
碳酸氢钠片	0.5g×42 片	1g tid po

【处方问题】

联合用药不适宜：别嘌醇片和非布司他片联合使用不适宜。

【处方分析】

根据指南，降尿酸治疗适用于痛风性关节炎发作≥2 次；或痛风性关节炎发作 1 次，且同时合并以下任何一项的患者：年龄＜40 岁；有痛风石；尿酸性肾结石；高血压；血脂紊乱；肥胖；冠心病等。

案例患者诊断为"痛风性关节炎"，并且年龄＜40 岁，可进行降尿酸治疗。对于一般痛风患者，血尿酸应稳定控制在 360μmol/L 以下；对严重痛风患者，血尿酸应稳定控制在 300μmol/L 以下，以促使尿酸结晶更快溶解。当单药治疗血尿酸无法达目标值时，可联用另一种具有不同降尿酸机制的药物。案例患者使用的别嘌醇和非布司他同属抑制尿酸生成药，故联合用药品种选择不适宜。

【干预建议】

停用别嘌醇和非布司他的其中一种，若病情需要，可联合使用促尿酸排泄的药物（如苯溴马隆）。

参考文献

［1］中华医学会风湿病学分会.2016 中国痛风诊疗指南［J］.中华内科杂志，2016，55（11）：892－899.

［2］中华医学会内分泌学分会.中国高尿酸血症与痛风诊疗指南（2019）［J］.中华内分泌代谢杂志，2020，36（1）：1－13.

［3］王昱，张卓莉.2016 年欧洲抗风湿病联盟关于痛风治疗的建议：基于循证医学的证据［J］.中华临床免疫和变态反应杂志，2017，1：95－98.

［4］Kuang－Hui YU，Der－Yuan CHEN，Jiunn－Horng CHEN，etal. Management of gout and hyperuricemia：Multidisciplinary consensus in Taiwan［J］. International Journal of Rheumatic Diseases，2018：1－16.

［5］陆进，樊碧发.疼痛药物治疗的药学监护［M］.北京：人民卫生出版社，2019.

［6］刘延青，崔建君.实用疼痛学［M］.北京：人民卫生出版社，2013.

［7］中华医学会骨质疏松和骨矿盐疾病分会.原发性骨质疏松症诊疗指南［J］.中华骨质疏松和骨矿盐疾病杂志，2017，10（5）：413－443.

［8］中国老年学和老年医学学会骨质疏松分会.中国老年骨质疏松症诊疗指南［J］.中国骨质疏松杂志，2018，24（12）：1541－1567.

［9］M. Rossini，S. Adami，F. Bertoldo，etal. Guidelines for the diagnosis，prevention and management of osteoporosis ［J］. Reumatismo，2016，68（1）：1 – 39.

［10］薛鹏，李玉坤. 2017 年版《原发性骨质疏松症诊疗指南》解读［J］. 河北医科大学学报，2018，39（1）：1 – 6.

　神经病理性疼痛

2008 年，国际疼痛研究学会（IASP）将神经病理性疼痛（neuropathic pain，NP）定义为"由躯体感觉系统的损害或疾病导致的疼痛"。根据感觉神经系统受损的部位，神经病理性疼痛可分为周围性和中枢性两种类型：周围性神经病理性疼痛常见类型有带状疱疹后神经痛、糖尿病性周围神经病理性疼痛、三叉神经痛等；中枢性神经病理性疼痛常见类型有脑卒中后疼痛、脊髓空洞症疼痛等。不同类型的疼痛具有相似或共同的发病机制，包括外周敏化、中枢敏化、离子通道的异常改变等。其疼痛特点如下：自发痛，痛觉超敏，痛觉过敏，疼痛性质以牵拉痛、电击痛、针刺痛、撕裂痛、烧灼痛、重压性痛、胀痛及麻痛较多见。

IASP 和欧洲神经病学会联盟（EFNS）指南推荐的治疗神经病理性疼痛的一线药物包括钙离子通道调节剂（如普瑞巴林和加巴喷丁）、三环类抗抑郁药（如阿米替林）和 SNRIs（如文拉法辛和度洛西汀等），二线药物包括阿片类镇痛药和曲马多，其他药物包括其他抗癫痫药（如拉莫三嗪和托吡酯）、NMDA 受体拮抗剂及局部辣椒素等。

第一节　带状疱疹后神经痛

一、疾病简介

带状疱疹后神经痛（postherpetic neuralgia，PHN）为带状疱疹（herpes zoster，HZ）皮疹愈合后持续 1 个月及以上的疼痛，是带状疱疹最常见的并发症。PHN 是最常见的一种神经病理性疼痛，可表现为持续性疼痛，也可缓解一段时间后再次出现。带状疱疹和 PHN 的发病率及患病率均有随年龄增加而逐渐升高的趋势，60 岁及以上的带状疱疹患者约 65% 会发生 PHN，70 岁及以上患者则可达 75%。带状疱疹的病原体是水痘 – 带状疱疹病毒，病毒沿感觉神经侵入脊神经节或脑神经感觉神经节内并潜伏，当机体免疫功能低下时，潜伏的病毒再活化，大量复制并沿感觉神经纤维向所支配的皮节扩散，发生带状疱疹。受累神经元发生炎症、出血，甚至坏死，临床表现为神经元功能紊乱、异位放电、外周及中枢敏化，导致疼痛。

二、指南推荐的治疗方案

PHN 治疗目的是尽早有效地控制疼痛，缓解伴随的睡眠和情感障碍，提高生活质量。药物治疗是基础，应使用有效剂量的推荐药物，药物有效缓解疼痛后应避免立即停用，仍要维持治疗至少 2 周。《带状疱疹后神经痛诊疗中国专家共识》（2016 年版）推荐治疗 PHN 的一线药物包括钙离子通道调节剂（普瑞巴林和加巴喷丁）、三环类抗抑郁药（阿米替林）和 5% 利多卡因贴剂，二线药物包括阿片类药物和曲马多。药物选择应个体化，单一药物治疗不能获得满意的疼痛缓解时，考虑联合用药，选择药物时应注意选择不同机制、疗效相加或协同而不良反应不相加的药物。

需要注意：带状疱疹期的镇痛治疗与带状疱疹后神经痛的治疗不同。根据《带状疱疹中国专家共识》推荐：带状疱疹期的镇痛治疗，对于轻中度疼痛，考虑处方对乙酰氨基酚、非甾体抗炎药或曲马多；中重度疼痛使用阿片类药物，如吗啡或羟考酮，或治疗神经病理性疼痛的药物，如钙离子通道调节剂加巴喷丁、普瑞巴林等。带状疱疹期间重度急性疼痛是发生 PHN 的危险因素，联合钙离子通道调节剂不仅能有效缓解疼痛，而且能减少 PHN 发生。

三、处方审核案例分析

案例 58

【处方描述】

（1）患者信息

性别：女；年龄：68 岁。

（2）临床诊断

带状疱疹后神经痛。

（3）疼痛评估

疼痛部位：左侧腰部；性质：针刺痛；强度：NRS 评分 6 分。

（4）处方

普瑞巴林胶囊	75mg×14 粒	75mg bid po
氟比洛芬凝胶贴	40mg×6 贴	40mg bid 外贴
甲钴胺片	0.5mg×21 片	0.5mg tid po

【处方问题】

遴选药品不适宜：氟比洛芬凝胶贴使用不适宜。

【处方分析】

氟比洛芬凝胶贴属外用 NSAIDs。外用 NSAIDs 通过改变用药途径，在不降低镇痛效果的同时，可显著减少药物系统暴露量，提高 NSAIDs 的用药安全性，因此被广泛用于肌肉骨骼系统疾病所致的急、慢性疼痛的管理。

而带状疱疹后神经痛属神经病理性疼痛，其外用制剂推荐为 5% 利多卡因贴剂，利多卡因通过阻断电压门控钠离子通道，减少损伤后初级传入神经的异位冲动，从而减少 PHN 患者痛觉。

【干预建议】

停用氟比洛芬凝胶贴，改用 5% 利多卡因贴。

案例 59

【处方描述】

（1）患者信息

性别：男；年龄：73 岁。

（2）临床诊断

带状疱疹后神经痛；前列腺增生（尿潴留）。

（3）疼痛评估

疼痛部位：右侧季肋部；性质：电击痛；强度：NRS 评分 5 分。

（4）处方

阿米替林片	25mg×7 片	25mg qn po
加巴喷丁胶囊	0.1g×63 粒	0.3g tid po
甲钴胺片	0.5mg×21 片	0.5mg tid po

【处方问题】

遴选药品不适宜：阿米替林片使用不适宜。

【处方分析】

案例患者选用阿米替林片，属于三环类抗抑郁药，其作用在于抑制 5－羟色胺和去甲肾上腺素的再摄取，镇静和抗胆碱作用亦较强。该药抗胆碱能作用会加重尿潴留，而该案例患者有前列腺增生（尿潴留），故禁用阿米替林。

【干预建议】

停用阿米替林片。

案例 60

【处方描述】

（1）患者信息

性别：女；年龄：71 岁。

（2）临床诊断

带状疱疹后神经痛。

（3）疼痛评估

疼痛部位：右侧颈后部；性质：针刺痛；强度：NRS评分7分。

（4）处方

加巴喷丁胶囊	0.1g×63粒	0.3g tid po
度洛西汀胶囊	60mg×7粒	60mg qd po
曲马多缓释片	100mg×14片	100mg q12h po

【处方问题】

联合用药不适宜：度洛西汀胶囊和曲马多缓释片联合使用不适宜。

【处方分析】

曲马多与度洛西汀联用，会增加5-羟色胺综合征风险。5-羟色胺综合征包括精神状态改变（如激越、幻觉、精神错乱和昏迷），自主神经功能不稳定（如心动过速、血压不稳、头晕、发汗、脸红和高热），神经肌肉症状（如震颤、强直、肌痉挛、腱反射亢进、共济失调），癫痫发作和（或）胃肠道症状（如恶心、呕吐、腹泻）。

案例患者已使用一线药物加巴喷丁镇痛，同时考虑到曲马多与度洛西汀联用的用药风险，且曲马多对针刺痛有效，故不建议使用度洛西汀胶囊。

【干预建议】

停用度洛西汀胶囊。

案例61

【处方描述】

（1）患者信息

性别：女；年龄：65岁。

（2）临床诊断

带状疱疹后神经痛（初诊）。

（3）疼痛评估

疼痛部位：右侧下腹部；性质：烧灼痛；强度：NRS评分5分。

（4）处方

| 加巴喷丁胶囊 | 0.1g×63粒 | 0.3g tid po |
| 甲钴胺分散片 | 0.5mg×21片 | 0.5mg tid po |

【处方问题】

用法用量不适宜：加巴喷丁胶囊起始剂量偏大。

【处方分析】

加巴喷丁属钙通道调节剂，是治疗带状疱疹后神经痛的一线用药。其不良反应主要为剂量依赖的头晕和嗜睡。为避免头晕和嗜睡，其用药应遵循晚上开始、小量使用、逐渐加量、缓慢减量的原则。加巴喷丁的起始剂量为每日300mg，可缓慢逐渐滴定至有效剂量，常用剂量为每日900～1800mg。

案例患者为带状疱疹后神经痛的初诊患者，加巴喷丁胶囊的起始剂量偏大，容易出现头晕、嗜睡等不良反应。

【干预建议】

加巴喷丁胶囊起始剂量调整为0.3g qn。

案例62

【处方描述】

（1）患者信息

性别：男；年龄：62岁。

（2）临床诊断

带状疱疹后神经痛。

（3）疼痛评估

疼痛部位：左侧腰部；性质：针刺痛、麻痛；强度：NRS评分6分。

（4）处方

普瑞巴林胶囊	75mg×7粒	75mg qn po
阿米替林片	25mg×42片	50mg tid po
甲钴胺分散片	0.5mg×21片	0.5mg tid po

【处方问题】

用法用量不适宜：阿米替林片起始剂量偏大。

【处方分析】

阿米替林为三环类抗抑郁药，是治疗带状疱疹后神经痛的一线用药。该药可引起多汗、口干、排尿困难、嗜睡、震颤、心脏毒性等不良反应。阿米替林首次剂量应睡前服用，每次12.5～25mg，根据患者反应可逐渐增加剂量，最大剂量每日150mg。

案例患者为带状疱疹后神经痛的初诊患者，阿米替林的起始剂量偏大。

【干预建议】

阿米替林片起始剂量调整为12.5mg qn。

案例63

【处方描述】

（1）患者信息

性别：女；年龄：67岁。

（2）临床诊断

带状疱疹后神经痛。

（3）疼痛评估

疼痛部位：右上臂；性质：烧灼痛、麻痛；强度：NRS 评分 6 分。

（4）处方

阿米替林片	25mg×63 片	75mg tid po
普瑞巴林胶囊	75mg×7 粒	75mg bid po
甲钴胺片	0.5mg×21 片	0.5mg tid po

【处方问题】

用法用量不适宜：阿米替林片剂量偏大。

【处方分析】

阿米替林片首剂应睡前服用，每次 12.5～25mg，根据患者反应可逐渐增加剂量，每日最大剂量 150mg。案例患者使用阿米替林片 75mg tid，每日剂量高达 225mg，已超每日最大剂量。

普瑞巴林每日剂量为 150～600mg，案例患者使用普瑞巴林 75mg bid，建议可根据患者镇痛疗效及不良反应情况来逐渐增加药物剂量。

【干预建议】

阿米替林片减量，应不超 150mg/d；并可根据患者镇痛疗效与不良反应情况，增加普瑞巴林的药物剂量。

案例 64

【处方描述】

（1）患者信息

性别：女；年龄：68 岁。

（2）临床诊断

带状疱疹后神经痛。

（3）疼痛评估

疼痛部位：左侧腰部；性质：电击痛、麻痛；强度：NRS 评分 7 分。

（4）处方

阿米替林片	25mg×7 片	25mg qn po
普瑞巴林胶囊	75mg×63 粒	225mg tid po
甲钴胺片	0.5mg×21 片	0.5mg tid po

【处方问题】

用法用量不适宜：普瑞巴林胶囊剂量偏大。

【处方分析】

阿米替林片首剂应睡前服用，每次 12.5～25mg，根据患者反应可逐渐增加剂量，每日最大剂量 150mg。案例患者阿米替林片用法用量适宜。

普瑞巴林每日剂量为 150～600mg，案例患者使用普瑞巴林 225mg tid，日剂量高达 675mg，已超每日最大日剂量 600mg。

【干预建议】

普瑞巴林减量，应不超 600mg/d；并可根据患者镇痛疗效与不良反应情况，增加阿米替林的药物剂量。

案例 65

【处方描述】

（1）患者信息

性别：男；年龄：53 岁。

（2）临床诊断

带状疱疹后神经痛。

（3）疼痛评估

疼痛部位：左侧胸部；性质：麻痛、针刺痛；强度：NRS 评分 7 分。

（4）处方

甲钴胺片	0.5mg×21 片	0.5mg tid po
阿米替林片	25mg×7 片	25mg qn po
加巴喷丁胶囊	0.1g×100 粒	1.3g tid po

【处方问题】

用法用量不适宜：加巴喷丁胶囊剂量偏大。

【处方分析】

该案例患者主诉麻痛、针刺痛，在阿米替林的基础上联合加巴喷丁是适宜的。阿米替林的用法用量合理。加巴喷丁起始剂量通常为 300mg/d，可逐渐缓慢滴定至有效剂量，常用剂量 900～1800mg/d。国外临床研究中，在每日 1800～3600mg 剂量范围内其疗效相当，每日超过 1800mg 的剂量未显示出更多益处。国际疼痛学会（IASP）专家共识指出：若疼痛未缓解，一线药物无效，建议更换另一种一线药物。

案例患者使用加巴喷丁 1.3g tid，日剂量已超 3600mg，疼痛未缓解时，建议更换另一种药物普瑞巴林。普瑞巴林与加巴喷丁相比有一定优势，普瑞巴林呈线性药动学，起始剂量即有效，剂量调整更快，相互作用更少，不良反应风险小。

【干预建议】

停用加巴喷丁胶囊，改用普瑞巴林胶囊。

案例 66

【处方描述】

（1）患者信息

性别：男；年龄：85 岁。

（2）临床诊断

带状疱疹后神经痛；慢性肾功能不全（CKD4 期）。

（3）疼痛评估

疼痛部位：左侧腰臀部；性质：针刺痛；强度：NRS 评分 5 分。

（4）处方

加巴喷丁胶囊	0.1g×63 粒	0.3g tid po
甲钴胺分散片	0.5mg×21 片	0.5mg tid po

【处方问题】

用法用量不适宜：加巴喷丁胶囊剂量偏大。

【处方分析】

加巴喷丁主要以原形通过肾脏排泄，消除半衰期是 5~7h，并且不随剂量或多次给药而改变。加巴喷丁的消除速率常数、血浆清除和肾清除与肌酐清除率直接成正比。对于老年患者和肾脏功能损伤的患者，加巴喷丁血浆清除率下降。因此，肾功能损伤的患者或进行血液透析的患者需进行剂量调整（详见表 1-17）。

【干预建议】

加巴喷丁胶囊用法用量调整为 0.3g qd。

案例 67

【处方描述】

（1）患者信息

性别：女；年龄：73 岁。

（2）临床诊断

带状疱疹后神经痛；慢性肾功能不全（CKD4 期）；2 型糖尿病。

（3）疼痛评估

疼痛部位：左侧颈肩部；性质：烧灼痛；强度：NRS 评分 6 分。

（4）处方

普瑞巴林胶囊	75mg×28 粒	150mg bid po
曲马多缓释片	100mg×7 片	100mg qd po
甲钴胺分散片	0.5mg×21 片	0.5mg tid po
瑞格列奈片	1mg×21 片	1mg tid po

【处方问题】

用法用量不适宜：普瑞巴林胶囊剂量偏大。

【处方分析】

普瑞巴林主要经肾脏排泄清除，其平均消除半衰期为 6.3h。其血浆清除率和肾脏清除率均与肌酐清除率有直接比例关系。因此肾功能损伤的患者或进行血液透析的患者需进行剂量调整（详见表 1−18）。

【干预建议】

普瑞巴林胶囊用法用量调整为 75mg bid。

案例 68

【处方描述】

（1）患者信息

性别：男；年龄：58 岁。

（2）临床诊断

带状疱疹后神经痛；重症肺炎。

（3）疼痛评估

疼痛部位：左侧腰背部；性质：烧灼痛；强度：NRS 评分 6 分。

（4）处方

普瑞巴林胶囊	75mg×28 粒	150mg bid po
阿米替林片	25mg×7 片	25mg qn po
利奈唑胺注射液	0.6g×14 瓶	0.6g q12h ivgtt

【处方问题】

联合用药不适宜：阿米替林片和利奈唑胺注射液联合使用不适宜。

【处方分析】

阿米替林片与利奈唑胺注射液联用，会增加 5−羟色胺综合征风险。5−羟色胺综合征包括精神状态改变（如激越、幻觉、精神错乱和昏迷），自主神经功能不稳定（如心动过速、血压不稳、头晕、发汗、脸红和高热），神经肌肉症状（如震颤、强直、肌痉挛、腱反射亢进、共济失调），癫痫发作和（或）胃肠道症状（如恶心、呕吐、腹泻）。

【干预建议】

停用阿米替林片。

案例 69

【处方描述】

（1）患者信息

性别：女；年龄：35 岁。

（2）临床诊断

带状疱疹后神经痛；哺乳期。

（3）疼痛评估

疼痛部位：左侧颈部；性质：针刺痛；强度：NRS 评分 5 分。

（4）处方

普瑞巴林胶囊	75mg×14 粒	75mg bid po
甲钴胺片	0.5mg×21 片	0.5mg tid po

【处方问题】

遴选药品不适宜：普瑞巴林胶囊使用不适宜。

【处方分析】

婴儿风险已经证明：证据和（或）专家共识表明，在母乳喂养期间使用普瑞巴林会对婴儿造成有害的影响。

【干预建议】

停止母乳喂养。

第二节 糖尿病性周围神经病理性疼痛

一、疾病简介

糖尿病性周围神经病理性疼痛（diabetic peripheral neuropathic pain，DPNP）是指由糖尿病或糖尿病前期导致的周围神经病理性疼痛。它最常见的表现形式为以肢体远端受累为主的对称性周围神经病理性疼痛，也可表现为单神经痛或臂丛、腰骶丛神经痛。约 1/3 的糖尿病患者和 1/4 的糖尿病前期患者有对称性远端周围神经病。DPNP 的发病机制包括外周敏化、中枢敏化、下行抑制系统的失能、离子通道的改变等，并且多种机制相互影响。其症状以双侧对称性肢体远端疼痛为主要特征，下肢重于上肢，远端重于近端，夜间痛甚。常见的疼痛包括自发性疼痛（表现为持续灼痛、间断刺痛、撕裂痛、电击痛、感觉迟钝等）和刺激诱发性疼痛（包括痛觉过敏和痛觉超敏）。

二、指南推荐的治疗方案

缓解糖尿病性周围神经病理性疼痛，药物治疗是最基本的。一线推荐药物包括三环类抗抑郁药物（阿米替林）、SNRIs（如文拉法辛和度洛西汀）、抗惊厥药物（加巴喷丁和普瑞巴林），二线推荐药物为曲马多和吗啡类镇痛药物，局部治疗用药为辣椒碱霜剂和 5% 利多卡因贴剂等。在选择药物治疗时应遵循以下原则：个体化用药、联合治疗、充足的疗程、有效的血糖管理等。

大量随机对照试验肯定了 SNRIs 类，尤其是度洛西汀的治疗效果。研究显示，度洛西汀与阿米替林有相似的疗效，但是具有更小的副作用。度洛西汀在改善患者睡眠和生活质量方面有显著帮助。2004 年，FDA 批准了度洛西汀用于治疗 DPNP。在一项中国的临床试验中显示，60mg 度洛西汀对治疗 DPNP 的安全性和有效性的结果与国外相似。此类药物中，与安慰剂相比，文拉法辛也对治疗 DPNP 有显著疗效。

三、处方审核案例分析

案例 70

【处方描述】

（1）患者信息

性别：女；年龄：62 岁。

（2）临床诊断

糖尿病性周围神经病理性疼痛；2 型糖尿病。

（3）疼痛评估

疼痛部位：双下肢；性质：烧灼痛；强度：NRS 评分 5 分。

（4）处方

二甲双胍肠溶片	0.5g×21 片	0.5g tid po
美洛昔康片	7.5mg×7 片	7.5mg qd po
甲钴胺片	0.5mg×21 片	0.5mg tid po

【处方问题】

遴选药品不适宜：美洛昔康使用不适宜。

药品相互作用：美洛昔康片和二甲双胍肠溶片合用会导致毒性相加（禁忌）。

【处方分析】

美洛昔康片属 NSAIDs，通过抑制 COX 和前列腺素的合成而产生解热、镇痛、抗炎作用。NSAIDs 对炎症引起的轻中度疼痛有较强的作用，同时能减轻炎症和肿胀。针对该案例患者，美洛昔康镇痛效果不佳，建议换用抗神经病理性疼痛的药物。

另外，美洛昔康片可增强二甲双胍降血糖作用，两药合用会增加低血糖的风险，并可能出现眩晕、出汗、心动过速及各种神经、精神症状。

【干预建议】

停用美洛昔康片，改用抗神经病理性疼痛的药物。

案例 71

【处方描述】

（1）患者信息

性别：女；年龄：63 岁。

（2）临床诊断

糖尿病性周围神经病理性疼痛；2 型糖尿病；缺血性心脏病。

（3）疼痛评估

疼痛部位：双下肢；性质：烧灼痛、针刺痛；强度：NRS 评分 6 分。

（4）处方

阿米替林片	25mg×7 片	25mg qn po
加巴喷丁胶囊	0.1g×63 粒	0.3g tid po
依帕司他胶囊	50mg×21 粒	50mg tid po
阿卡波糖片	100mg×21 片	100mg tid po

【处方问题】

遴选药品不适宜：阿米替林片使用不适宜。

【处方分析】

阿米替林片属三环类抗抑郁药，可作用于疼痛传导通路的多个环节：阻断多种离子通道，抑制 5 - 羟色胺和去甲肾上腺素的再摄取，主要在疼痛传导途径的下行通路发挥作用。目前是治疗 DPNP 的一线用药。使用阿米替林片需注意其心脏毒性，案例患者诊断为"缺血性心脏病"，应避免使用三环类抗抑郁药。

【干预建议】

停用阿米替林片，改用度洛西汀或文拉法辛。

案例 72

【处方描述】

（1）患者信息

性别：女；年龄：78 岁。

（2）临床诊断

糖尿病性周围神经病理性疼痛；糖尿病肾病慢性肾功能不全（CKD4 期）。

（3）疼痛评估

疼痛部位：双下肢；性质：烧灼痛、针刺痛；强度：NRS 评分 5 分。

（4）处方

普瑞巴林胶囊	75mg×14 粒	75mg bid po
度洛西汀胶囊	30mg×7 粒	30mg qn po
依帕司他胶囊	50mg×21 粒	50mg tid po

【处方问题】

遴选药品不适宜：度洛西汀胶囊使用不适宜。

【处方分析】

度洛西汀属 SNRIs，其药代动力学研究显示：单次口服 60mg 度洛西汀后，接受长期间歇性血液透析的终末期肾病患者，其 C_{max} 和 AUC 值比肾功能正常的人群增加约 100%，然而两者消除半衰期近似。大部分经尿液排出的主要循环代谢产物为葡糖醛酸结合的 4-羟基度洛西汀、硫酸结合的 5-羟基-6-甲氧基度洛西汀，其 AUC 升高 7~9 倍，预计多次口服药物后增加会更明显。故对于晚期肾脏疾病（需要透析的）患者，或有严重肾脏功能损害（估计肌酐清除率＜30ml/min）患者，建议不用本品。

案例患者诊断为"慢性肾功能不全（CKD4 期）"，故不建议使用度洛西汀胶囊。

【干预建议】

停用度洛西汀胶囊，改用文拉法辛。

案例 73

【处方描述】

（1）患者信息

性别：男；年龄：63 岁。

（2）临床诊断

糖尿病性周围神经病理性疼痛；2 型糖尿病。

（3）疼痛评估

疼痛部位：双下肢；性质：烧灼痛；强度：NRS 评分 5 分。

（4）处方

文拉法辛缓释胶囊	75mg×14 粒	75mg bid po
甲钴胺分散片	0.5mg×21 片	0.5mg tid po

【处方问题】

用法用量不适宜：文拉法辛缓释胶囊给药频次不适宜。

【处方分析】

文拉法辛缓释胶囊是缓释制剂，每日 1 次，应该在早晨或晚间一个相对固定的时间和食物同时服用，且胶囊应该整粒服下，避免分开、压碎、咀嚼或溶解后服用。其有效剂量为每日 150~225mg，每日 1 次。

【干预建议】

文拉法辛缓释胶囊用法用量调整为 150mg qd。

案例 74

【处方描述】

（1）患者信息

性别：女；年龄：68 岁。

（2）临床诊断

糖尿病性周围神经病理性疼痛；2型糖尿病。

（3）疼痛评估

疼痛部位：双下肢；性质：烧灼痛、麻痛；强度：NRS评分6分。

（4）处方

二甲双胍肠溶片	0.5g×21片	0.5g tid po
度洛西汀胶囊	30mg×21粒	90mg qn po
甲钴胺片	0.5mg×21片	0.5mg tid po

【处方问题】

用法用量不适宜：度洛西汀胶囊剂量偏大。

【处方分析】

度洛西汀常见的不良反应有恶心、口干、出汗、乏力、焦虑、震颤等。其起始剂量为30mg/d，可逐渐调整到60mg/d，高于此剂量用药并不能增强疗效，反而会引发更多的不良反应。

案例患者使用度洛西汀90mg/d，剂量偏大。根据《糖尿病周围神经病理性疼痛诊疗专家共识》，当患者对单一药物疗效不满意时，两种和两种以上不同作用机制的药物联合使用常常可以提高治疗效果，如度洛西汀联合普瑞巴林镇痛效果和改善生活质量要优于单一药物的治疗。

【干预建议】

度洛西汀用法用量调整为60mg qn，并联合其他缓解糖尿病性周围神经病理性疼痛的药物。

案例75

【处方描述】

（1）患者信息

性别：男；年龄：62岁。

（2）临床诊断

糖尿病性周围神经病理性疼痛；2型糖尿病；高血压2级。

（3）疼痛评估

疼痛部位：双下肢；性质：麻痛；强度：NRS评分5分。

（4）处方

二甲双胍肠溶片	0.5g×21片	0.5g tid po
阿米替林片	25mg×7片	25mg qn po
氨氯地平片	5mg×7片	5mg qd po
索他洛尔片	40mg×28片	80mg bid po

【处方问题】

联合用药不适宜：阿米替林片和索他洛尔片联合使用不适宜。

【处方分析】

阿米替林片和索他洛尔片联用会导致毒性增加。因为这两种药物都能延长 QT 间期，有引发致命性尖端扭转型室性心动过速的风险。

【干预建议】

停用阿米替林片，改用普瑞巴林或加巴喷丁等药物。

第三节　三叉神经痛

一、疾病简介

三叉神经痛（trigeminal neuralgia，TN）是临床最常见的脑神经疾病，以三叉神经分布区反复发作性、阵发性、剧烈性疼痛为主要表现，多数为单侧面部发病，少数为双侧面部发病，严重影响患者生活质量、工作以及社会交往能力。三叉神经痛按病因可分为原发性三叉神经痛与继发性三叉神经痛。原发性三叉神经痛病变在三叉神经半月节及其感觉神经根内，也可能与血管压迫、岩骨部位的骨质畸形等因素导致对神经的机械性压迫、牵拉及营养代谢障碍有关，多见于 40 岁以上的患者。继发性三叉神经痛是指由颅内外各种器质性病变引起的三叉神经继发性损害所致的三叉神经痛，多见于 40 岁以下的患者。

二、指南推荐的治疗方案

《三叉神经痛诊疗中国专家共识》指出：药物治疗对原发性三叉神经痛的疗效确切，尤其适合于治疗初发生原发性三叉神经痛患者，但药物治疗对继发性三叉神经痛的疗效不确切。卡马西平治疗三叉神经痛的疗效确切（A 级证据，强烈推荐），奥卡西平治疗原发性三叉神经痛可能有效（B 级证据，推荐）。加巴喷丁、拉莫三嗪、匹莫齐特可以考虑用于辅助治疗原发性三叉神经痛（C 级证据）。

三、处方审核案例分析

案例 76

【处方描述】

（1）患者信息

性别：男；年龄：69 岁。

（2）临床诊断

原发性三叉神经痛（右侧第Ⅰ支）。

（3）疼痛评估

疼痛部位：右侧面部；性质：电击痛；强度：NRS 评分 5 分。

（4）处方

拉莫三嗪片	25mg×7 片	25mg qd po
甲钴胺分散片	0.5mg×21 片	0.5mg tid po

【处方问题】

遴选药品不适宜：拉莫三嗪片使用不适宜。

【处方分析】

目前药物治疗对原发性三叉神经痛的疗效确切，尤其适合于治疗初发生原发性三叉神经痛患者。

拉莫三嗪用于辅助治疗原发性三叉神经痛（C 级证据），而卡马西平治疗三叉神经痛的疗效确切（A 级证据，强烈推荐），奥卡西平治疗原发性三叉神经痛可能有效（B 级证据，推荐）。故建议案例患者首选治疗原发性三叉神经痛的一线药物卡马西平。

【干预建议】

停用拉莫三嗪片，改用卡马西平。

案例77

【处方描述】

（1）患者信息

性别：男；年龄：67 岁。

（2）临床诊断

三叉神经痛（左侧第Ⅰ支）；左下肺腺癌。

（3）疼痛评估

疼痛部位：左侧面部；性质：电击痛；强度：NRS 评分 6 分。

（4）处方

羟考酮缓释片	40mg×90 片	120mg q12h po
卡马西平片	0.2g×14 片	0.2g bid po
厄洛替尼片	150mg×7 片	150mg qd po

【处方问题】

药品相互作用：卡马西平片与厄洛替尼片联用，会加快厄洛替尼代谢，影响其疗效。

【处方分析】

案例患者因三叉神经痛选用卡马西平治疗，而卡马西平为肝药酶 CYP3A4 的强诱导剂，厄洛替尼主要通过肝脏 CYP3A4 代谢，两药存在相互作用。卡马西平可使厄洛替尼代谢增快，显著降低其血药浓度，影响其抗肿瘤疗效。

【干预建议】

停用卡马西平，改用其他治疗三叉神经痛药物。

案例 78

【处方描述】

（1）患者信息

性别：女；年龄：62 岁。

（2）临床诊断

原发性三叉神经痛（左侧第Ⅱ支）。

（3）疼痛评估

疼痛部位：左侧面部；性质：电击痛；强度：NRS 评分 6 分。

（4）处方

卡马西平片	0.1g×105 片	0.5g tid po
甲钴胺片	0.5mg×21 片	0.5mg tid po

【处方问题】

用法用量不适宜：卡马西平片剂量偏大。

【处方分析】

《三叉神经痛诊疗中国专家共识》中指出：卡马西平治疗三叉神经痛的疗效确切（A 级证据，强烈推荐）。卡马西平服药应尽量从小剂量开始（200mg/d），逐渐加量，直至症状控制，每日最大剂量不超过 1.2g。

案例患者使用卡马西平 0.5g tid，日剂量高达 1.5g，超过其最大日剂量 1.2g，会导致用药不安全。

【干预建议】

减少卡马西平用量，不超 1.2g/d；若疼痛控制不佳，可换用奥卡西平。

案例 79

【处方描述】

（1）患者信息

性别：女；年龄：56 岁。

（2）临床诊断

原发性三叉神经痛（左侧第Ⅱ、Ⅲ支）；药物性肝损害。

（3）疼痛评估

疼痛部位：左侧面部；性质：电击痛；强度：NRS 评分 5 分。

（4）处方

| 奥卡西平片 | 0.3g×63 片 | 0.9g tid po |
| 甲钴胺分散片 | 0.5mg×21 片 | 0.5mg tid po |

【处方问题】

用法用量不适宜：奥卡西平片剂量偏大。

【处方分析】

奥卡西平治疗原发性三叉神经痛可能有效（B级证据，推荐），但其较卡马西平安全性（A级证据，强烈推荐）更高。案例患者使用卡马西平已出现严重肝损害，故更换为奥卡西平，药物品种选择合理。奥卡西平的起始剂量为 0.3g bid，增量至疼痛缓解后逐渐减量，有效维持量为 0.6~1.2g/d，最大剂量为 1.8g/d。案例患者使用奥卡西平 0.9g tid，日剂量高达 2.7g，超过其最大日剂量 1.8g，会导致用药不安全。

【干预建议】

减少奥卡西平用量，不超 1.8g/d；若疼痛控制不佳，可换用其他治疗三叉神经痛药物。

案例80

【处方描述】

（1）患者信息

性别：男；年龄：62 岁。

（2）临床诊断

原发性三叉神经痛（右侧第Ⅱ、Ⅲ支）。

（3）疼痛评估

疼痛部位：右侧面部；性质：电击痛；强度：NRS 评分7分。

（4）处方

卡马西平片	0.1g×56 片	0.4g bid po
奥卡西平片	0.3g×21 片	0.3g tid po
甲钴胺片	0.5mg×21 片	0.5mg tid po

【处方问题】

联合用药不适宜：卡马西平片和奥卡西平片联合使用不适宜。

【处方分析】

卡马西平与奥卡西平同属钠离子通道调节剂，卡马西平治疗三叉神经痛的疗效确切（A级证据，强烈推荐），奥卡西平治疗原发性三叉神经痛可能有效（B级证据，推荐）。对于难治性神经病理性疼痛可考虑联合用药，其联用应考虑：药物机制不同，药物疗效相加或协同，药物副作用不相加。案例患者使用的奥卡西平和卡马西平的作用机制相似，药物副作用会叠加，故不建议联合用药。

【干预建议】

停用卡马西平和奥卡西平的其中一种。

参考文献

［1］中华医学会神经外科学分会功能神经外科学组．三叉神经痛诊疗中国专家共识［J］．中华外科杂志，2015，53（9）：657－664.

［2］EAN guideline on trigeminal neuralgia

［3］刘清军．《三叉神经痛诊疗中国专家共识》解读［J］．中国现代神经疾病杂志，2018，18（9）：643－646.

［4］神经病理性疼痛诊疗专家组．神经病理性疼痛诊疗专家共识［J］．中国疼痛医学杂志，2013，19（12）：705－710.

［5］N. Attal，G. Cruccu，R. Baron，etal. EFNS guidelines on the pharmacological treatment of neuropathic pain：2010 revision［J］．European Journal of Neurology，2010，17：1113－1123.

［6］DE Moulin，A Boulanger，AJ Clark，et al. Pharmacological management of chronic neuropathic pain：Revised consensus statement from the Canadian Pain Society［J］．Pain Res Manag，2014，19（6）：328－335.

［7］带状疱疹后神经痛诊疗共识编写专家组．带状疱疹后神经痛诊疗中国专家共识［J］．中国疼痛医学杂志，2016，22（3）：161－167.

［8］王家双．带状疱疹后神经痛临床诊疗中国多学科专家共识解读［J］．实用疼痛学杂志，2016，12（2）：139－142.

［9］中国医师协会皮肤科医师分会带状疱疹专家共识工作组．带状疱疹中国专家共识［J］．中华皮肤科杂志，2018，51（6）：403－408.

［10］中国医师协会神经内科医师分会疼痛和感觉障碍专委会．糖尿病周围神经病理性疼痛诊疗专家共识［J］．中国疼痛医学杂志，2018，24（8）：561－567.

［11］Iqbal Z，Azmi S，Yadav R，etal. Diabetic Peripheral Neuropathy：Epidemiology，Diagnosis，and Pharmacotherapy. Clin Ther，2018，40（6）：828－849.

［12］Morales－Vidal S. Diabetic peripheral neuropathy and the management of diabetic peripheral neuropathic pain. Postgrad Med，2010，124（4）：145－153.

第六章 | 头痛

头痛通常是指局限于头颅上半部，包括眉弓、耳轮上缘和枕外隆突连线以上部位的疼痛。头痛给患者带来躯体的折磨和精神的痛苦，给社会造成巨大的医疗资源消耗和经济损失。国际头痛学会（International Headache Society，IHS）将头痛分为原发性头痛和继发性头痛两大类。原发性头痛不能归因于某一确切病因，也可称为特发性头痛，包括偏头痛、紧张型头痛和丛集性头痛；继发性头痛的病因可涉及各种颅内外病变，如脑血管疾病、颅内肿瘤、颅脑外伤、感染；五官科疾患；全身性疾病，如发热、内环境紊乱以及滥用精神活性药物等。

第一节 偏 头 痛

一、疾病简介

偏头痛（migraine）是一种常见的慢性神经血管性疾病，其病情特征为反复发作，一侧或双侧搏动性的剧烈头痛，且多发生于偏侧头部，可合并自主神经系统功能障碍，如恶心、呕吐、畏光和畏声等症状，约 1/3 的偏头痛患者在发病前可出现神经系统先兆症状。我国偏头痛的患病率为 9.3%，女性与男性之比约为 3:1。

二、指南推荐的治疗方案

《中国偏头痛防治指南》（2016 年版）推荐其药物治疗包括头痛发作期治疗和头痛间歇期预防性治疗。急性期药物治疗目的是快速、持续镇痛，减少头痛再发生，恢复患者的正常生活状态。

急性期药物推荐非处方药如下：①对乙酰氨基酚，用于对阿司匹林或其他 NSAIDs 过敏、不耐受或不适用者，3 个月以上婴儿及儿童也可应用；②布洛芬，可用于 6 个月以上的儿童；③萘普生，可用于 6 岁以上或体重 25kg 以上的儿童；④双氯芬酸，可有效改善疼痛及相关症状，需注意肝损伤及粒细胞减少等不良反应；⑤阿司匹林，10 岁以上的儿童可单用阿司匹林或与甲氧氯普胺合用；⑥复方制剂，常用的包括阿司匹林、对乙酰氨基酚及咖啡因的复方制剂、对乙酰氨基酚与咖啡因的复方制剂、双氯芬酸与咖啡因的复方制剂；⑦其他药物，包括止吐和促进胃动力药物（甲氧氯普胺、多潘立酮），该类药物不仅能治疗伴随症状，还有利于其他药物的吸收和头痛的治疗；还包括苯二氮䓬类、巴比妥类镇静剂，可促使镇静、入睡，促进头痛消失，因镇静剂有成瘾性，故仅适用于其他药物治疗无效的严重患者。成人急性偏头痛发作非处方药推荐见表7-1。

表7-1 成人急性偏头痛发作非处方药推荐

	药物	推荐剂量（mg）	每日最大剂量（mg）	证据级别	推荐强度
NSAIDs	对乙酰氨基酚	1000	2000	I	A
	布洛芬	200~800	1200	I	A
	阿司匹林	300~1000	4000	I	A
	萘普生	250~1000	1000	II	A
	双氯芬酸	50~100	150	II	A
复方制剂	对乙酰氨基酚	250		I	A
	阿司匹林	200~250	2片		
	咖啡因	50			
止呕剂	甲氧氯普胺	10~20 口服	不超过0.5mg/kg	I	B
	多潘立酮	20~30 口服	80	I	B
其他药物	安乃近	1000 口服/静脉	3000		B
	安替比林	1000 口服	4000		B

急性期药物推荐处方药如下：①曲坦类药物：5-羟色胺1B/1D受体激动剂，能特异地治疗偏头痛的头痛，目前国内有舒马曲坦、佐米曲坦和利扎曲坦等；②麦角胺类药物：具有药物半衰期长、头痛复发率低的优势，适用于发作持续时间长的患者；③降钙素基因相关肽（CGRP）受体拮抗剂：通过将扩张的脑膜动脉恢复至正常而减轻偏头痛症状，且该过程不导致血管收缩；④复方制剂：麦角胺咖啡因合剂可治疗某些中重度的偏头痛发作。成人急性偏头痛发作处方药推荐见表7-2。

表7-2 成人急性偏头痛发作处方药推荐

	药物	推荐剂量（mg）	每日最大剂量（mg）	证据级别	推荐强度
曲坦类	舒马曲坦	25, 50, 100（口服）	300	I	A

续表

药物		推荐剂量 （mg）	每日最大剂量 （mg）	证据级别	推荐强度
曲坦类	佐米曲坦	2.5，5（口服）	10	I	A
	那拉曲坦	2.5（口服）	5	I	A
	利扎曲坦	5，10（口服）	20	I	A
	阿莫曲坦	12.5（口服）	25	I	A
麦角胺类	酒石酸麦角胺	2（口服）			B
	双氢麦角胺	2（口服）	2		B
	麦角胺咖啡因	1~2片	6片	II	B

间歇期预防性治疗的目的是降低发作频率，减轻发作程度，减少失能，增加急性发作期治疗的疗效。

预防性治疗药物推荐非处方药如下：NSAIDs 和核黄素、辅酶 Q10 等。处方药如下：钙离子拮抗剂（氟桂利嗪等），抗癫痫药物（托吡酯、丙戊酸钠等），β受体阻断剂（普萘洛尔、美托洛尔等），抗抑郁药（阿米替林、文拉法辛等）及其他抗高血压药物（赖诺普利、坎地沙坦）等。

三、处方审核案例分析

案例 81

【处方描述】

（1）患者信息

性别：女；年龄：38 岁。

（2）临床诊断

偏头痛（初诊）。

（3）疼痛评估

疼痛部位：右侧头部；性质：搏动痛；强度：NRS 评分 7 分。

（4）处方

羟考酮缓释片　　　　　10mg×6 片　　　　　10mg q12h po

【处方问题】

遴选药品不适宜：羟考酮缓释片使用不适宜。

【处方分析】

案例患者为偏头痛初诊患者，重度疼痛，选择羟考酮镇痛，品种选择不适宜。

《中国偏头痛防治指南》（2016 年版）中指出：阿片类药物有成瘾性，可导致药物过量性头痛并诱发对其他药物的耐药性，故不予常规推荐。仅适用于其他药物治疗无效的严重头痛者，在权衡利弊后使用。

【干预建议】

停用羟考酮缓释片，改用 NSAIDs；若无效，再给予曲坦类药物。

案例 82

【处方描述】

（1）患者信息

性别：女；年龄：42 岁。

（2）临床诊断

偏头痛（初诊）。

（3）疼痛评估

疼痛部位：左侧头部；性质：搏动痛；强度：NRS 评分 5 分。

（4）处方

双氢麦角胺片　　　　　2mg×7 片　　　　　2mg qd po

【处方问题】

遴选药品不适宜：双氢麦角胺片使用不适宜。

【处方分析】

案例患者为偏头痛初诊患者，中度疼痛，初始治疗用药选择二线药物——双氢麦角胺治疗，品种选择不适宜。因较小量的麦角胺类即可迅速导致药物过量性头痛，故不予常规推荐。

【干预建议】

停用双氢麦角胺片，改用 NSAIDs；若无效，再给予曲坦类药物。

案例 83

【处方描述】

（1）患者信息

性别：女；年龄：52 岁。

（2）临床诊断

偏头痛。

（3）疼痛评估

疼痛部位：左侧头部；性质：搏动痛；强度：NRS 评分 7 分。

（4）处方

麦角胺咖啡因片　　　　　1 片×21 片　　　　　3 片 tid po

（每片含酒石酸麦角胺 1mg，无水咖啡因 0.1g）

【处方问题】

用法用量不适宜：麦角胺咖啡因片剂量偏大。

【处方分析】

麦角胺咖啡因药品说明书的推荐剂量：一次 1～2 片，如无效，隔 0.5～1h 再服 1～2 片，每次发作一日总量不超过 6 片。案例患者使用麦角胺咖啡因片 3 片 tid，用法用量不适宜。

【干预建议】

麦角胺咖啡因片用法用量调整为单次不超 2 片，一日总量不超 6 片。

案例 84

【处方描述】

（1）患者信息

性别：女；年龄：32 岁。

（2）临床诊断

偏头痛。

（3）疼痛评估

疼痛部位：右侧头部；性质：搏动痛；强度：NRS 评分 5 分。

（4）处方

双氯芬酸钠缓释片	75mg×21 片	75mg tid po

【处方问题】

用法用量不适宜：双氯芬酸钠缓释片剂量偏大。

【处方分析】

双氯芬酸钠缓释片药品说明书的推荐剂量：一日一次，每次 75mg；最大剂量为 150mg。《中国偏头痛防治指南》（2016 年版）中的推荐剂量：每次 50～100mg，每日最大剂量为 150mg。案例患者 NRS 评分为 5 分，属中度疼痛，使用双氯芬酸钠缓释片 75mg tid，剂量偏大。

【干预建议】

双氯芬酸钠缓释片用法用量调整为 75mg bid；若疼痛无缓解，可改用其他 NSAIDs 或曲坦类药物。

案例 85

【处方描述】

（1）患者信息

性别：女；年龄：20 岁。

（2）临床诊断

偏头痛；呕吐。

（3）疼痛评估

疼痛部位：右侧头部；性质：搏动痛；强度：NRS 评分 6 分。

（4）处方

布洛芬缓释胶囊　　　　0.3g×14 粒　　　　　0.3g bid po

【处方问题】

其他用药问题：单用布洛芬缓释胶囊镇痛不适宜。

【处方分析】

布洛芬缓释胶囊属于 NSAIDs，可用于偏头痛急性期治疗。对于偏头痛伴发的恶心、呕吐也需要及时治疗，予以止吐和促胃肠动力药不仅可缓解症状、缓解紧张情绪，还可以缓解呕吐与不能进食造成的水与电解质紊乱，同时为头痛治疗药物提供口服的机会。

案例患者偏头痛，同时伴严重呕吐，此时仅予以布洛芬缓释胶囊镇痛不适宜，建议联合使用止吐药。《中国偏头痛防治指南》（2016 年版）推荐使用甲氧氯普胺、多潘立酮等止吐和促进胃动力药，不仅可以治疗伴随症状，还有利于镇痛药物的吸收和头痛的治疗。

【干预建议】

在布洛芬缓释胶囊的基础上，联合使用甲氧氯普胺或多潘立酮。

第二节　紧张型头痛

一、疾病简介

紧张型头痛（tension type headache，TTH）是门诊最常见的头痛，约 36% 的男性和 46% 的女性受到发作性紧张型头痛的困扰。主要特点为慢性头部紧束样或压迫性疼痛，程度为轻到中度，单侧或双侧头痛，多不伴有恶心、畏光、畏声或因体力活动而加剧。

紧张型头痛的发病机制目前尚不十分清楚，目前广为接受的理论认为，血管结构、肌肉肌筋膜的伤害性刺激传入以及脊髓水平以上的下行调节整合作用是原发性头痛的病因，在紧张型头痛患者中肌筋膜的传入占主导地位。

二、指南推荐的治疗方案

《紧张型头痛诊疗专家共识》（2007 年版）、《EFNS guideline on the treatment of tension – type headache – Report of an EFNS task force》（2010 年版）及《实用疼痛学》《疼痛药物治疗的药学监护》推荐：急性头痛期治疗以对乙酰氨基酚与 NSAIDs

为主，含咖啡因的复方止痛剂较单用止痛药（对乙酰氨基酚）或 NSAIDs 的效果好，但容易产生药物过度应用性头痛，故作为二线用药。曲坦类药物、肌肉松弛剂与阿片类药物一般不用于紧张型头痛急性期。三环类抗抑郁药（阿米替林）和其他抗抑郁药（米氮平、文拉法辛）可用于紧张型头痛的预防性治疗。

三、处方审核案例分析

案例 86

【处方描述】

（1）患者信息

性别：女；年龄：26 岁。

（2）临床诊断

紧张型头痛（急性期）。

（3）疼痛评估

疼痛部位：双侧枕部；性质：闷痛；强度：NRS 评分 4 分。

（4）处方

吗啡缓释片	10mg×6 片	10mg q12h po

【处方问题】

遴选药品不适宜：吗啡缓释片使用不适宜。

【处方分析】

案例患者诊断为"紧张型头痛（急性期）"，中度疼痛，选择吗啡镇痛，品种不适宜。《EFNS guideline on the treatment of tension – type headache – Report of an EFNS task force》（2010 年版）及《疼痛药物治疗的药学监护》推荐：急性头痛期治疗以对乙酰氨基酚与 NSAIDs 为主，阿片类药物一般不用于紧张型头痛急性期，故建议更换为 NSAIDs。

【干预建议】

停用吗啡缓释片，改用 NSAIDs；若无效，再给予含咖啡因的复方止痛剂。

案例 87

【处方描述】

（1）患者信息

性别：男；年龄：30 岁。

（2）临床诊断

紧张型头痛（急性期）。

（3）疼痛评估

疼痛部位：全头部；性质：紧箍痛；强度：NRS 评分 5 分。

（4）处方

| 舒马曲坦片 | 50mg×7 片 | 50mg qd po |

【处方问题】

遴选药品不适宜：舒马曲坦片使用不适宜。

【处方分析】

案例患者诊断为"紧张型头痛（急性期）"，中度疼痛，选择舒马曲坦镇痛，品种不适宜。其说明书推荐适应证：用于成人有先兆或无先兆偏头痛的急性发作。《EFNS guideline on the treatment of tension – type headache – Report of an EFNS task force》（2010 年版）及《疼痛药物治疗的药学监护》推荐：紧张型头痛急性期治疗以对乙酰氨基酚与 NSAIDs 为主，曲坦类药物一般不用于紧张型头痛急性期。

【干预建议】

停用舒马曲坦片，改用 NSAIDs；若无效，再给予含咖啡因的复方止痛剂。

案例88

【处方描述】

（1）患者信息

性别：女；年龄：40 岁。

（2）临床诊断

紧张型头痛（频发性）。

（3）疼痛评估

疼痛部位：双侧颞部；性质：压迫痛；强度：NRS 评分 4 分。

（4）处方

| 布洛芬缓释胶囊 | 0.3g×14 粒 | 0.3g bid po |
| 卡马西平片 | 0.1g×14 片 | 0.1g bid po |

【处方问题】

联合用药不适宜：布洛芬缓释胶囊和卡马西平片联合使用不适宜。

【处方分析】

案例患者诊断为"紧张型头痛（频发性）"，中度疼痛，选择布洛芬联合卡马西平镇痛，联合用药不适宜。《EFNS guideline on the treatment of tension – type headache – Report of an EFNS task force》（2010 年版）及《疼痛药物治疗的药学监护》推荐：急性头痛期治疗以对乙酰氨基酚与 NSAIDs 为主，对于慢性与频发性紧张型头痛患者可考虑预防性治疗，多选用三环类抗抑郁药（阿米替林）和其他抗抑郁药（米氮平、文拉法辛）等。

【干预建议】

停用卡马西平片，改用三环类抗抑郁药。

第三节　丛集性头痛

一、疾病简介

　　丛集性头痛（cluster headache，CH）是一种以反复发作性的短暂单侧剧烈头痛为特征的原发性头痛，头痛时常伴有局部自主神经功能紊乱的症状和体征。丛集性头痛大多数发生于男性，是唯一的男性多于女性的原发性头痛。男女比例为5:1。发病年龄多在20～40岁。

　　丛集性头痛发作一般从一侧眼部、前额或颞部不适开始，迅速加重，几分钟内变为难以忍受的刀割样、压榨样或烧灼样剧痛。特别剧烈的头痛一般持续10～15min，每次头痛发作持续的时间通常为30～60min，通常不超过2h。丛集性头痛发作时患侧常伴有自主神经功能紊乱的症状和体征，如结膜充血、流泪、鼻塞、流涕、前额及面部出汗、瞳孔缩小、眼睑下垂及水肿等。

二、指南推荐的治疗方案

　　《Treatment of Cluster Headache：The American Headache Society Evidence – Based Guidelines》（2016 年版）、《实用疼痛学》《疼痛药物治疗的药学监护》推荐：丛集性头痛急性期治疗，使用舒马曲坦皮下注射、佐米曲坦经鼻吸入、高浓度的氧气吸入（A级推荐）；使用利多卡因进行蝶腭神经节封闭（B级推荐）。丛集性头痛的预防性治疗药物包括维拉帕米、锂剂和糖皮质激素等。

三、处方审核案例分析

案例 89

【处方描述】

（1）患者信息

性别：男；年龄：36 岁。

（2）临床诊断

丛集性头痛（急性期）。

（3）疼痛评估

疼痛部位：右侧头部；性质：压榨痛；强度：NRS 评分 8 分。

（4）处方

吗啡片	10mg×18 片	10mg q4h po

【处方问题】

遴选药品不适宜：吗啡片使用不适宜。

【处方分析】

案例患者诊断为"丛集性头痛（急性期）"，重度疼痛，选择吗啡镇痛，品种不适宜。根据《Treatment of Cluster Headache：The American Headache Society Evidence－Based Guidelines》（2016 年版）、《实用疼痛学》《疼痛药物治疗的药学监护》推荐：丛集性头痛急性期治疗，使用舒马曲坦皮下注射、佐米曲坦经鼻吸入、高浓度的氧气吸入（A 级推荐）；使用利多卡因进行蝶腭神经节封闭（B 级推荐）。

【干预建议】

停用吗啡片，改用舒马曲坦皮下注射，或佐米曲坦经鼻吸入，或高浓度的氧气吸入。

案例 90

【处方描述】

（1）患者信息

性别：男；年龄：28 岁。

（2）临床诊断

丛集性头痛（急性期）。

（3）疼痛评估

疼痛部位：左侧眼部、颞部；性质：刀割痛；强度：NRS 评分 7 分。

（4）处方

| 双氯芬酸钠缓释片 | 75mg×14 片 | 75mg bid po |

【处方问题】

遴选药品不适宜：双氯芬酸钠缓释片使用不适宜。

【处方分析】

案例患者诊断为"丛集性头痛（急性期）"，NRS 评分为 7 分，属重度疼痛，选择双氯芬酸钠镇痛，品种不适宜。根据《Treatment of Cluster Headache：The American Headache Society Evidence－Based Guidelines（2016 年版）》、《实用疼痛学》《疼痛药物治疗的药学监护》推荐：丛集性头痛急性期治疗，使用舒马曲坦皮下注射、佐米曲坦经鼻吸入、高浓度的氧气吸入（A 级推荐）；使用利多卡因进行蝶腭神经节封闭（B 级推荐）。NSAIDs 多用于偏头痛、紧张型头痛急性期的治疗。

【干预建议】

停用双氯芬酸钠缓释片，改用舒马曲坦皮下注射，或佐米曲坦经鼻吸入，或高浓度的氧气吸入。

参考文献

［1］Matthew S. Robbins，MD；Amaal J. Starling，MD；Tamara M. Pringsheim，MD，etal. Treatment of Cluster Headache：The American Headache Society Evidence – Based Guidelines ［J］. Headache，2016，56：1093 – 1106.

［2］陆进，樊碧发. 疼痛药物治疗的药学监护 ［M］. 北京：人民卫生出版社，2019.

［3］刘延青，崔建君. 实用疼痛学 ［M］. 北京：人民卫生出版社，2013.

［4］中华医学会疼痛学分会头面痛学组. 中国偏头痛防治指南 ［J］. 中国疼痛医学杂志，2016，22（10）：721 – 727.

［5］紧张型头痛诊疗专家共识组. 紧张型头痛诊疗专家共识 ［J］. 中华神经科杂志，2007，40（7）：496 – 497.

［6］L. Bendlsen，S. Evers，M. Linde，etal. EFNS guideline on the treatmentof tension – type headache – Report of an EFNS task force ［J］. European Journal of Neurology，2010，17：1318 – 1325.

第七章 | 癌症疼痛

一、疾病简介

（一）癌症疼痛的定义

癌症疼痛（cancer pain，简称癌痛）是由癌症本身或与癌症治疗有关的以及精神、心理和社会等原因所致的疼痛，它是癌症患者最常见、最痛苦的症状之一。癌痛的发病原因多种多样，可大致分为肿瘤相关性疼痛、抗肿瘤治疗相关性疼痛、非肿瘤因素性疼痛（如社会心理因素所致）。癌痛，尤其是顽固性癌症疼痛，如果不能得到及时、有效的控制，将严重影响患者的生活质量。因此，在癌症治疗过程中，镇痛具有重要作用。

（二）癌症疼痛的分类

癌症的类型和分期决定癌痛的发生及其疼痛程度。按病理生理学机制，主要可分为两种类型：伤害感受性疼痛和神经病理性疼痛。不同类型有不同的治疗方案，但是，两者也并非完全独立，可能为两种类型混合的癌痛。按发病及病程持续时间，分为急性疼痛和慢性疼痛。癌痛大多表现为慢性疼痛，而爆发痛是指在阿片类药物治疗疼痛稳定基础上出现的短暂性疼痛加重。

（三）癌症疼痛的评估

应该对癌症患者进行疼痛筛查，在此基础上进行详尽的癌痛评估。癌痛评估是合理、有效进行止痛治疗的前提，应当遵循"常规、量化、全面、动态"的原则。

二、指南推荐的治疗方案

（一）癌痛的治疗原则

癌痛应当采用综合治疗的原则，根据患者的病情和身体状况，应用恰当的止痛治疗手段，及早、持续、有效地消除疼痛，预防和控制药物的不良反应，降低疼痛和有关治疗带来的心理负担，提高患者生活质量。癌痛的治疗方法包括病因治疗、药物治疗和非药物治疗。

（二）癌痛的药物治疗选择

癌痛的药物治疗总体遵循世界卫生组织（WHO）的三阶梯镇痛原则，强调口服给药、按时给药、按阶梯给药、个体化给药、注意具体细节。其中一阶梯为非阿片类药物，多指对乙酰氨基酚和 NSAIDs，它们对轻度疼痛的疗效肯定，与第二、三阶梯联合用药可以提高治疗效果，但该类药物有"天花板效应"；二阶梯为弱阿片类药物，同样有"天花板效应"；三阶梯为强阿片类药物，以吗啡、羟考酮为代表，无"天花板效应"，随着用药剂量的增加，其用药风险也增大，需个体化地调整给药剂量。

按阶梯给药主要是根据疼痛的轻、中、重度选用药物，目前癌痛的治疗有弱化二阶梯用药的趋势，轻度疼痛选用 NSAIDs；中度疼痛可选用弱阿片类药物或低剂量的强阿片类药物，并可联合应用 NSAIDs 以及辅助镇痛药物（镇静剂、抗惊厥类药物和抗抑郁类药物等）；重度疼痛首选强阿片类药，并可合用 NSAIDs 以及辅助镇痛药物（镇静剂、抗惊厥类药物和抗抑郁类药物等）。如果是癌症骨转移引起的疼痛，应该联合使用双膦酸盐类药物，抑制溶骨活动。

阿片类药物是中、重度癌痛治疗的首选药物，目前，临床上常用于癌痛治疗的短效阿片类药物为即释吗啡片、盐酸吗啡注射液，长效阿片类药物为吗啡缓释片、羟考酮缓释片、芬太尼透皮贴剂等。对于慢性癌痛治疗，推荐选择阿片受体激动剂类药物。长期使用阿片类止痛药时，首选口服给药途径，有明确指征时可选用透皮吸收途径给药，必要时可给予自控镇痛给药。

癌痛患者不推荐使用以下药物：混合激动－拮抗剂（如布托啡诺、喷他佐辛），因为混合激动－拮抗剂镇痛疗效有限，可能使正在使用纯激动剂镇痛的患者出现戒断症状。此外，慢性疼痛时应禁用哌替啶，尤其是肾功能不全或脱水患者。哌替啶的作用类似吗啡，镇痛强度为吗啡的 $1/10 \sim 1/8$，在与吗啡等效剂量下可产生同样的镇痛、镇静及呼吸抑制作用，无吗啡的镇咳作用。与吗啡相似，哌替啶为中枢神经系统的 μ 及 κ 受体激动剂而产生镇痛、镇静作用。哌替啶肌内注射后 10min 出现镇痛作用，持续 $2 \sim 4h$，其体内代谢产物有两种：哌替啶酸和去甲哌替啶。前者对人体无害，而后者镇痛效果只有哌替啶的 $1/2$，但神经毒性却是哌替啶的 2 倍。去甲哌替啶的清除半衰期长，为 $3 \sim 18h$，若因疼痛控制不佳，持续性肌内注射哌替啶不仅不会增强止痛效果，反而会使去甲哌替啶在体内蓄积，导致患者出现震颤、抽搐、神志不清、谵妄等中枢神经系统症状，具有潜在的神经毒性。因哌替啶的口服吸收利用度差，多采用肌内注射给药，肌内注射本身会产生疼痛，且长期使用可能导致组织重度纤维化，不宜用于慢性癌痛治疗。

理论上，当使用一种阿片类药物治疗疼痛控制不佳时，同时加用脂溶性、代谢途径、受体激动、拮抗强度或受体亲和度等方面不同的另一种阿片类药物可能会获益。但阿片类药物的联用（爆发痛处理除外）仍缺乏有力的循证医学证据，两种阿片类药物联用对于患有晚期癌症合并心脏衰竭、肥胖及严重哮喘等疾病的患者，可能会增加不良反应发生的风险，因此，一般情况下，不推荐长期使用两种长效阿片类药物。

综上，应当根据癌症患者疼痛的性质、程度、正在接受的治疗和伴随疾病等情况，合理地选择止痛药物和辅助镇痛药物，个体化调整用药剂量、给药频率，积极防治不良反应，以期获得最佳止痛效果，且减少不良反应。

三、处方审核案例分析

案例 91

【处方描述】

（1）患者信息

性别：男；年龄：60 岁；既往未使用强阿片类药物。

（2）临床诊断

癌痛；右肺腺癌全身多发淋巴结、双肺、骨转移；右侧胸腔积液。

（3）疼痛评估

疼痛部位：胸背部、骶尾部；性质：刀割痛、酸胀痛；强度：NRS 评分 6 分。

（4）处方

芬太尼透皮贴剂	4.2mg×4 贴	4.2mg q72h 外贴
塞来昔布胶囊	0.2g×14 粒	0.2g qd po
乳果糖口服溶液	15ml×14 袋	15ml qd po
吉非替尼片	250mg×14 片	250mg qd po

【处方问题】

遴选药品不适宜：芬太尼透皮贴剂使用不适宜。

【处方分析】

案例患者首次使用阿片类药物，应首选可口服给药的羟考酮缓释片或吗啡缓释片，口服给药简便、经济、无创，患者易于接受，剂量调整方便。芬太尼透皮贴剂推荐用于不能口服的患者或阿片类药物耐受的患者（FDA 对阿片类药物耐受的定义：持续 1 周或更长时间每日口服吗啡 60mg 或等效剂量其他阿片类药物）。既往未使用强阿片类药物且无胃肠功能障碍的患者不建议选用芬太尼透皮贴剂。

【干预建议】

停用芬太尼透皮贴剂，改用羟考酮缓释片或吗啡缓释片，并处方即释吗啡片处理爆发痛。

案例92

【处方描述】

（1）患者信息

性别：男；年龄：78岁；既往长期使用美洛昔康片15mg。

（2）临床诊断

癌痛；结肠癌；胃溃疡。

（3）疼痛评估

疼痛部位：上腹部；性质：胀痛；强度：NRS评分5分。

（4）处方

美洛昔康片	7.5mg×14片	15mg qd po
雷贝拉唑钠肠溶片	20mg×7片	20mg qd po

【处方问题】

遴选药品不适宜：美洛昔康片使用不适宜。

【处方分析】

胃肠道反应是NSAIDs最常见的不良反应，该患者78岁，且有胃溃疡病史，既往已长期使用美洛昔康片15mg镇痛治疗，胃肠道损伤评估为高危，既往已加用质子泵抑制剂。按患者目前镇痛方案，NRS评分仍为5分，属中度疼痛，故不推荐继续使用美洛昔康，可选用弱阿片类药物或低剂量的强阿片类药物。

【干预建议】

停用美洛昔康片，改用弱阿片类药物，如曲马多缓释片100mg q12h po。

案例93

【处方描述】

（1）患者信息

性别：女；年龄：49岁；阿片耐受。

（2）临床诊断

癌痛；乳腺癌；电解质紊乱。

（3）疼痛评估

疼痛部位：手足、髋关节；性质：胀痛；强度：NRS评分2分。

（4）处方

卡培他滨片	0.5g×112片	2g bid po
盐酸羟考酮缓释片	40mg×56片	80mg q12h po

| 甲氧氯普胺片 | 5mg×84 片 | 10mg tid po |

【处方问题】

遴选药品不适宜：盐酸羟考酮缓释片、甲氧氯普胺片使用不适宜。

【处方分析】

患者乳腺癌化疗期间，因化疗及服用盐酸羟考酮缓释片引起严重的恶心、呕吐，导致电解质紊乱。目前，服用镇痛药物后 NRS 评分 2 分，疼痛控制良好，但出现不能耐受的胃肠道反应，因此，需考虑阿片类药物转换，即当患者接受某阿片类药物镇痛时，疼痛不能被有效控制或出现难以耐受的副作用时，可能会从阿片类药物转换中获益，但需进行正确的剂量换算才能达到理想的镇痛效果。

该患者胃肠道反应严重，且为阿片类药物耐受患者，可转换使用芬太尼透皮贴剂。首先，计算当前该患者24h服用盐酸羟考酮缓释片的剂量为160mg，按吗啡（口服）与羟考酮（口服）转换系数1.5～2:1，转换为口服吗啡24h剂量为240～320mg；其次，按芬太尼透皮贴剂 $\mu g/h$ q72h 剂量等于 $1/2 \times$ 口服吗啡 mg/24h 剂量换算，计算芬太尼透皮贴剂剂量范围为 120～160$\mu g/h$ q72h；最后，考虑不同阿片类药物之间的不完全交叉耐药，且目前该患者的疼痛能有效控制，芬太尼透皮贴剂应减量25%～50%。因此，按减量25%计算芬太尼透皮贴剂剂量范围为 90～120$\mu g/h$ q72h，确定采用芬太尼透皮贴剂的剂量为 16.8mg（100$\mu g/h$）q72h，因该药为缓释制剂，通常在用药 12～24h 内达到稳态，在此期间若出现爆发痛，予以吗啡即释片处理。

案例中选用甲氧氯普胺片止呕，但该药说明书禁忌证提示：不可用于因行化疗和放疗而呕吐的乳癌患者。《马丁代尔药物大典》关于甲氧氯普胺的不良反应提示：甲氧氯普胺可刺激泌乳素的分泌，可能引起乳溢或者相关疾病。也有引起血浆醛固酮浓度一过性升高的报道，未提及对乳腺癌患者的影响描述。各大指南均未提示甲氧氯普胺禁用于乳腺癌患者，目前也没有证据证实甲氧氯普胺会加重乳腺癌患者病情。因此，甲氧氯普胺用于乳腺癌患者的止呕尚有争议，不应首选。

【干预建议】

停用盐酸羟考酮缓释片80mg q12h，改用芬太尼透皮贴剂 16.8mg q72h。乳腺癌患者止呕药可选择昂丹司琼等5-HT$_3$受体拮抗剂或NK-1受体拮抗剂阿瑞吡坦。

案例 94

【处方描述】

（1）患者信息

性别：女；年龄：71 岁。

（2）临床诊断

癌痛；宫颈癌；肾功能不全（CKD5 期）。

（3）疼痛评估

疼痛部位：腹部；性质：酸胀痛；强度：NRS 评分 2 分。

（4）处方

| 盐酸羟考酮缓释片 | 40mg×56 片 | 80mg q12h po |
| 乳果糖口服溶液 | 15ml×14 袋 | 15ml qd po |

【处方问题】

遴选药品不适宜：盐酸羟考酮缓释片使用不适宜。

【处方分析】

案例患者肾功能不全（CKD5 期），禁用羟考酮。

【干预建议】

根据阿片类药物剂量转换系数，将盐酸羟考酮缓释片更换为硫酸吗啡缓释片或芬太尼透皮贴剂，均减量至 50% 始用，并监测肾功能情况，建议患者尽早行血液透析或腹膜透析。

案例 95

【处方描述】

（1）患者信息

性别：男；年龄：46 岁。

（2）临床诊断

癌痛；肝细胞癌；肝功能 Child-Pugh C 级。

（3）疼痛评估

疼痛部位：肝区；性质：胀痛；强度：NRS 评分 6 分。

（4）处方

| 曲马多缓释片 | 100mg×28 片 | 200mg q12h po |
| 氟比洛芬酯注射液 | 50mg×2 支 | 50mg q12h iv |

【处方问题】

遴选药品不适宜：氟比洛芬酯注射液使用不适宜。

【处方分析】

案例患者诊断为"肝功能 Child-Pugh C 级"，重度肝功能不全禁止使用氟比洛芬酯注射液，而患者曲马多缓释片使用日剂量为 400mg，重度肝功能不全患者使用曲马多需延长给药间隔，严密监测肝功能。结合目前该患者 NRS 评分 6 分，低剂量的曲马多且延长给药间隔的给药方案镇痛效果可能不佳。

该患者既往未使用过强阿片类药物，为阿片类药物未耐受患者，目前 NRS

评分6分，中度疼痛应予吗啡即释片滴定，按阿片类药物剂量滴定原则确定最佳给药剂量并转换为缓（控）释制剂。

【干预建议】

停用曲马多缓释片联合氟比洛芬酯注射液的镇痛方案，予吗啡即释片按阿片类药物剂量滴定原则确定最佳给药剂量，并转换为硫酸吗啡缓释片或盐酸羟考酮缓释片，用药过程中严密监测肝功能。

案例96

【处方描述】

（1）患者信息

性别：女；年龄：52岁；阿片耐受。

（2）临床诊断

癌痛；结肠癌；恶性肠梗阻；恶病质。

（3）疼痛评估

疼痛部位：下腹部；性质：绞痛；强度：NRS评分5分。

（4）处方

硫酸吗啡缓释片　　　　　30mg×14片　　　　　　30mg q12h po

【处方问题】

遴选药品不适宜：硫酸吗啡缓释片使用不适宜。

【处方分析】

阿片类药物是控制恶性肠梗阻腹痛最有效的药物，对持续性疼痛和绞痛均有效。案例患者为阿片耐受患者，因晚期结肠癌造成肠道梗阻，而出现腹痛、腹胀、进食困难，处方开具硫酸吗啡缓释片不适宜，对于无法口服的患者，应首选芬太尼透皮贴剂，芬太尼为纯 μ 受体激动剂，且经皮肤吸收，不受胃肠道状态的影响，极少结合胃肠道阿片受体，相比吗啡，其便秘的发生率明显较低。

此外，可联用抗胆碱药，如山莨菪碱等，解除平滑肌痉挛。必要时予胃肠减压、加强营养等姑息治疗手段。

【干预建议】

使用硫酸吗啡缓释片30mg q12h，改用芬太尼透皮贴剂4.2mg q72h，可联用抗胆碱药。

案例97

【处方描述】

（1）患者信息

性别：男；年龄：77岁。

（2）临床诊断

癌痛；肝细胞癌；支气管哮喘。

（3）疼痛评估

疼痛部位：肝区；性质：压迫痛、胀痛；强度：NRS 评分 6 分。

（4）处方

硫酸吗啡缓释片	10mg×14 片	10mg q12h po
氨茶碱缓释片	0.1g×14 片	0.1g bid po

【处方问题】

遴选药品不适宜：硫酸吗啡缓释片使用不适宜。

【处方分析】

硫酸吗啡缓释片可抑制呼吸中枢且能兴奋支气管平滑肌，使呼吸更为困难，故禁用于支气管哮喘。

【干预建议】

停用硫酸吗啡缓释片，改用 NSAIDs、曲马多等。

案例 98

【处方描述】

（1）患者信息

性别：女；年龄：72 岁。

（2）临床诊断

癌痛；乳腺癌全身多发转移。

（3）疼痛评估

疼痛部位：胸骨、双下肢；性质：刀割痛；强度：NRS 评分 7 分。

（4）处方

盐酸哌替啶注射液	50mg×3 支	150mg sos im

【处方问题】

遴选药品不适宜：盐酸哌替啶注射液使用不适宜。

【处方分析】

WHO 不推荐盐酸哌替啶注射液用于癌症疼痛的治疗。《NCCN 临床实践指南：成人癌痛》指出慢性疼痛是哌替啶的禁忌证。

【干预建议】

根据患者疼痛评分，建议采用阿片类药物剂量滴定原则确定最佳给药剂量，并转换为口服的阿片类药物长效制剂，如硫酸吗啡缓释片、盐酸羟考酮缓释片，并可联用 NSAIDs 镇痛。

案例 99

【处方描述】

（1）患者信息

性别：女；年龄：88 岁。

（2）临床诊断

癌痛；非小细胞肺癌Ⅳ期。

（3）疼痛评估

疼痛部位：腰骶部；性质：牵拉痛、肿痛；强度：NRS 评分 5 分。

（4）处方

氨酚羟考酮片	330mg×84 片	990mg q6h po
双氯芬酸钠缓释片	75mg×7 片	75mg qd po

【处方问题】

遴选药品不适宜：氨酚羟考酮片使用不适宜。

【处方分析】

氨酚羟考酮片是由 325mg 的对乙酰氨基酚和 5mg 的盐酸羟考酮组成的复方制剂，属第二阶梯药物，因处方方便，所以较强阿片类药物更易被患者接受。案例患者 24h 服用氨酚羟考酮胶囊共 12 粒，其中盐酸羟考酮剂量为 60mg/d，对乙酰氨基酚的用量为 3900mg/d，且患者年龄 88 岁，肝肾功能减退，所以不推荐使用大剂量的对乙酰氨基酚。

【干预建议】

停用氨酚羟考酮胶囊，改用同等剂量的盐酸羟考酮缓释片，根据疼痛评分，调整用药剂量或联合使用其他辅助镇痛药物。

案例 100

【处方描述】

（1）患者信息

性别：男；年龄：44 岁。

（2）临床诊断

癌痛；胰腺癌。

（3）疼痛评估

疼痛部位：腹痛；性质：绞痛、刀割痛；强度：NRS 评分 8 分。

（4）处方

喷他佐辛注射液	30mg×1 支	30mg sos iv
盐酸甲氧氯普胺注射液	10mg×1 支	10mg qd iv

【处方问题】

遴选药品不适宜：喷他佐辛注射液使用不适宜。

【处方分析】

喷他佐辛为混合激动-拮抗剂，对重度疼痛患者，其镇痛疗效有限。

【干预建议】

停用喷他佐辛注射液，改用纯阿片类激动剂（吗啡、羟考酮等）。根据患者疼痛评分，属重度疼痛，建议采用阿片类药物剂量滴定确定最佳给药剂量，并转换为口服长效制剂，如硫酸吗啡缓释片、盐酸羟考酮缓释片，并可联用NSAIDs镇痛。

案例101

【处方描述】

（1）患者信息

性别：女；年龄：62岁。

（2）临床诊断

发热查因：急性胃肠炎；癌痛；左肺腺癌骨转移。

（3）疼痛评估

疼痛部位：腹部；性质：绞痛、针刺痛；强度：NRS评分3分。

（4）处方

蒙脱石散剂	3g×12袋	3g tid po
盐酸小檗碱片	0.1g×36片	0.3g tid po
芬太尼透皮贴剂	8.4mg×5贴	8.4mg q72h 外贴

【处方问题】

遴选药品不适宜：芬太尼透皮贴剂使用不适宜。

【处方分析】

案例患者因高热（39.3℃）就诊，主诉腹泻，头晕、气促，无恶心、呕吐，既往长期使用芬太尼透皮贴剂8.4mg q72h止痛。芬太尼药代动力学模型表明，皮肤温度升至40℃时，血清芬太尼的浓度可能提高大约1/3。因此，发热的患者不推荐使用芬太尼透皮贴剂，若必须使用本品，应监测其阿片类药物副作用，必要时应调整本品的剂量。应告知所有患者：避免将本品的贴用部位直接与热源接触，如加热垫，电热毯、加热水床，烤灯或日照灯、强烈的日光浴，热水瓶，长时间的热水浴、蒸汽浴及热涡矿泉浴等。

【干预建议】

案例患者已有头晕、气促等症状，可将芬太尼透皮贴剂剂量调整为4.2mg，并加用对乙酰氨基酚或NSAIDs；或按剂量换算转换为口服强阿片类药物，如羟考酮缓释片、硫酸吗啡缓释片。

案例 102

【处方描述】

（1）患者信息

性别：男；年龄：6岁。

（2）临床诊断

肝细胞癌（拟行射频消融术）。

（3）疼痛评估

疼痛部位：肝区；性质：胀痛；强度：NRS评分5分。

（4）处方

酒石酸布托啡诺注射液　　　　1mg×1支　　　　1mg 一次 im

【处方问题】

遴选药品不适宜：酒石酸布托啡诺注射液使用不适宜。

【处方分析】

年龄小于18岁人群使用布托啡诺的有效性和安全性还未证实。所以酒石酸布托啡诺注射液说明书提示：小于18岁人群禁用布托啡诺。

【干预建议】

术前给予患者按时口服安全证据较多的NSAIDs（布洛芬或双氯芬酸或塞来昔布），剂量根据体重计算。

案例 103

【处方描述】

（1）患者信息

性别：男；年龄：52岁。

（2）临床诊断

癌痛；左肺腺癌切除术后全身多发转移；胃十二指肠切除术后；胃肠减压术。

（3）疼痛评估

疼痛部位：腹部、胸背部；性质：绞痛、酸胀痛（顽固性）；强度：NRS评分8分。

（4）处方（住院医嘱）

盐酸羟考酮缓释片　　　　40mg×6片　　　　　　　120mg q12h po

【处方问题】

遴选药品不适宜：经胃管给药，盐酸羟考酮缓释片磨碎服用不适宜。

【处方分析】

案例患者为阿片耐受患者，且目前行胃肠减压术，缓释片不可磨碎经胃管给药。因此，选用盐酸羟考酮缓释片不适宜。

【干预建议】

停用盐酸羟考酮缓释片，改用芬太尼透皮贴剂（33.6mg q72h）。

案例 104

【处方描述】

（1）患者信息

性别：男；年龄：52 岁。

（2）临床诊断

癌痛；右下肺腺癌Ⅳ期；骨继发恶性肿瘤。

（3）疼痛评估

疼痛部位：腰椎；性质：胀痛；强度：NRS 评分 5 分。

（4）处方

硫酸吗啡缓释片	10mg×14 片	10mg q12h po
注射用唑来膦酸	5mg×1 支	5mg q3w ivgtt

【处方问题】

遴选药品不适宜：5mg 规格的注射用唑来膦酸使用不适宜。

【处方分析】

注射用唑来膦酸规格为 5mg/100ml，其说明书适应证提示：用于治疗绝经后妇女的骨质疏松症，用于治疗 Paget's 病（变形性骨炎）。推荐剂量为一次静脉滴注 5mg，每年一次。因此，癌症骨转移应选择 4mg 规格的唑来膦酸制剂，每 3~4 周重复一次，不应选用 5mg 的注射用唑来膦酸。

【干预建议】

停用 5mg 注射用唑来膦酸，改用有肿瘤骨转移适应证的注射用唑来膦酸（4mg）。

案例 105

【处方描述】

（1）患者信息

性别：男；年龄：64 岁。

（2）临床诊断

癌痛；肺癌术后全身多发转移；胸椎转移瘤；腰椎转移瘤。

（3）疼痛评估

疼痛部位：胸部、腰椎；性质：刀割痛、胀痛、爆发痛；强度：NRS 评分 8 分。

（4）处方（住院医嘱）

| 硫酸吗啡缓释片 | 10mg×10 片 | 50mg q12h po |
| 盐酸曲马多注射液 | 100mg×1 支 | 100mg sos（爆发痛）im |

【处方问题】

遴选药品不适宜：盐酸曲马多注射液使用不适宜。

【处方分析】

案例患者在住院期间使用硫酸吗啡缓释片 50mg q12h 的背景剂量下，突然出现 NRS 评分 8 分的爆发痛，予盐酸曲马多注射液处理爆发痛并不适宜。应予背景剂量 24h 吗啡总用量的 10%～20% 作为解救剂量，即使用即释吗啡片 10～20mg 处理爆发痛。

【干预建议】

停用盐酸曲马多注射液，立即予即释吗啡片 20mg 处理。若每日解救用药次数≥3 次，则应当考虑将前 24h 解救用药换算成长效的硫酸吗啡缓释片，按时给药。

案例 106

【处方描述】

（1）患者信息

性别：男；年龄：74 岁。

（2）临床诊断

癌痛；前列腺癌多发转移。

（3）疼痛评估

疼痛部位：腰骶部；性质：针刺痛、麻痛；强度：NRS 评分 7 分。

（4）处方

吗啡缓释片	30mg×84 片	90mg q12h po
加巴喷丁胶囊	0.3g×42 粒	0.3g tid po
乳果糖口服溶液	15ml×28 袋	15ml bid po
美洛昔康片	7.5mg×14 片	7.5mg qd po

【处方问题】

遴选药品非最优选择：吗啡不是癌性神经病理性疼痛治疗的最优选择。

【处方分析】

羟考酮是目前癌性神经病理性疼痛治疗中作用最肯定、研究最多的纯阿片受体激动剂。与吗啡相比，该药在神经病理性疼痛治疗中的优势明显，可能与羟考酮除对 μ 受体有激动作用外，对 κ 受体也有选择性激动作用。故针对该患者，建议优选羟考酮缓释片。

【干预建议】

停用吗啡缓释片，改用羟考酮缓释片。

案例107

【处方描述】

(1) 患者信息

性别：男；年龄：49岁。

(2) 临床诊断

肝细胞癌全身多发转移。

(3) 疼痛评估

疼痛部位：肝区；性质：胀痛；强度：NRS评分4分。

(4) 处方

盐酸曲马多缓释片	100mg×14片	200mg qd po
甲苯磺酸索拉非尼片	0.2g×28片	0.4g bid po

【处方问题】

用法用量不适宜：盐酸曲马多缓释片给药频次不适宜。

【处方分析】

案例患者为中度疼痛，可选用弱阿片类药物或低剂量的强阿片类药物，盐酸曲马多缓释片为缓释剂型，应12h服用一次，且交代患者勿嚼碎服用。

【干预建议】

盐酸曲马多缓释片给药间隔调整为100mg q12h。

案例108

【处方描述】

(1) 患者信息

性别：男；年龄：72岁。

(2) 临床诊断

癌痛；胰腺癌。

(3) 疼痛评估

疼痛部位：腰部；性质：酸胀痛；强度：NRS评分5分。

(4) 处方

盐酸羟考酮缓释片	10mg×21片	10mg tid po
美洛昔康片	7.5mg×7片	7.5mg qd po
乳果糖口服溶液	15ml×14袋	15ml qd po

【处方问题】

用法用量不适宜：盐酸羟考酮缓释片给药频次不适宜。

【处方分析】

盐酸羟考酮缓释片口服后，会出现两个释放相，其根据羟考酮的药理特点，采用独特的 ACROCONTIN 缓释技术，38% 的羟考酮可提供 1h 内快速镇痛的早期快释放相，62% 提供随后的持续释放相，药物可持续作用 12h，可使血药浓度稳定，避免大幅波动，减少相关不良反应的发生。因此，应根据药物制剂的特点，每 12h 用药一次。

《癌症疼痛诊疗规范》（2018 年版）推荐重度疼痛首选强阿片类药，并可合用 NSAIDs 以及辅助镇痛药物（镇静剂、抗惊厥类药物和抗抑郁类药物等）。联合应用 NSAIDs，可以增强阿片类药物的止痛效果，并可减少阿片类药物用量。

便秘症状通常会持续发生于阿片类药物止痛治疗全过程，多数患者需要使用缓泻剂来防治便秘，因此，在应用阿片类药物止痛时宜常规合并应用缓泻剂。

【干预建议】

盐酸羟考酮缓释片用法用量调整为 10mg q12h，并根据患者疼痛评分进行剂量调整。

案例 109

【处方描述】

（1）患者信息

性别：男；年龄：49 岁；阿片耐受。

（2）临床诊断

癌痛；肝细胞癌。

（3）疼痛评估

疼痛部位：肝区；性质：胀痛；强度：NRS 评分 2 分。

（4）处方

塞来昔布胶囊	0.2g×14 片	0.2g bid po
芬太尼透皮贴剂	4.2mg×2 贴	2.1mg q72h 外贴

【处方问题】

用法用量不适宜：芬太尼透皮贴剂剪开使用不适宜。

【处方分析】

阿片类耐受患者，既往长期使用芬太尼透皮贴剂 4.2mg q72h，疼痛控制良好，故对半剪开减量使用。案例患者使用的芬太尼透皮贴剂规格为 4.2mg/贴，且为储库型制剂，剪开使用不适宜。

目前市售的芬太尼透皮贴剂根据制剂的结构不同分为两种：骨架型和储库型。骨架型是将芬太尼分散、溶解在聚丙烯酸盐黏胶层内，此型贴剂剪开后一般不会影响芬太尼的扩散速率，可以沿着中间对半剪开使用而不破坏药物的结构及作用；储库型是一个充填封闭型给药系统，剪开后会破坏药物的结构，造成药物的瞬时释放，短时间高透皮吸收量会产生相应的不良反应。

【干预建议】

勿将芬太尼透皮贴剂剪开使用，考虑更换为骨架型芬太尼透皮贴剂或其他等剂量的强阿片类药物。

案例110

【处方描述】

（1）患者信息

性别：男；年龄：72岁。

（2）临床诊断

癌痛；胆管癌；腹壁转移癌。

（3）疼痛评估

疼痛部位：腹部；性质：隐痛、胀痛；强度：NRS评分7分。

（4）处方

| 芬太尼透皮贴剂 | 4.2mg×1贴 | 4.2mg q72h 外贴腹部 |

【处方问题】

用法用量不适宜：芬太尼透皮贴剂贴于疼痛处不适宜。

【处方分析】

阿片类耐受患者，诉上腹部胀痛，予芬太尼透皮贴4.2 mg q72h，外贴腹部平坦处。芬太尼具有低分子量和高脂溶性的特点，其皮肤渗透率是吗啡的40多倍，仅需少量的芬太尼就能透过皮肤止痛，且在经皮渗透过程中不会出现生物转化，因此适宜制成透皮贴应用于临床。

芬太尼透皮贴剂是一个全身作用的药物，并非针对某一疼痛处的局部作用贴，不需要贴于疼痛部位。芬太尼透皮贴使用的位置是躯干或上臂未受刺激及未受照射的平整皮肤表面。在使用前用清水清洗贴用部位，不能使用肥皂、油剂、洗剂或其他可能会刺激皮肤或改变皮肤性状的用品。清洗后应确认皮肤完全干燥后再贴，在贴用时需用手掌用力按压30秒，以确保贴剂与皮肤完全接触，尤其应注意其边缘部分。此外，使用过程中应避免贴用部位直接与热源接触，如加热垫、电热毯、加热水床、烤灯或日照灯、强烈的日光浴、热水瓶、长时间的热水浴、蒸汽浴及热涡矿泉浴等。

【干预建议】

更换芬太尼透皮贴剂粘贴部位，可贴在躯干或上臂未受刺激及未受照射的平整皮肤表面。

案例 111

【处方描述】

（1）患者信息

性别：男；年龄：67 岁。

（2）临床诊断

癌痛；胆管癌；梗阻性黄疸。

（3）疼痛评估

疼痛部位：背部；性质：酸胀痛；强度：NRS 评分 7 分。

（4）处方

盐酸羟考酮缓释片	10mg×28 片	20mg q12h po
芬太尼透皮贴剂	4.2mg×2 贴	4.2mg q72h 外贴
乳果糖口服溶液	15ml×14 袋	15ml bid po

【处方问题】

联合用药不适宜：盐酸羟考酮缓释片和芬太尼透皮贴剂联合使用不适宜。

【处方分析】

盐酸羟考酮缓释片口服后会出现两个释放相，即提供快速镇痛的早期快释放相和随后的持续释放相，药物持续作用 12h。芬太尼透皮贴剂为长效制剂，可持续 72h。同时使用两种长效的阿片类药物会给居家的癌痛患者带来剂量难以调整以及不良反应难以处理等问题。

从理论角度来讲，当使用一种阿片类药物不能有效控制疼痛时，加用另一种脂溶性、代谢途径、受体激动、拮抗强度或受体亲和度等方面不同的阿片类药物可能会获益。但两种长效的阿片类药物联用缺乏有力的循证医学证据，且对于癌症晚期的患者，多合并免疫力低下、心肺功能下降等其他肿瘤治疗相关的副作用，两种阿片类药物联用会增加不良反应的发生风险。

《癌症疼痛上海专家共识》（2017 年版）中指出，不推荐两种阿片类药物联用治疗癌痛。《NCCN 临床实践指南：成人癌痛》指出，在疼痛控制过程中，尽可能使用同一种阿片类药物（无论是短效还是缓释剂型）。EAPC 发布的《欧洲癌痛阿片类药物镇痛指南》中也提及，由于证据不足，阿片类药物联用在指南中不做推荐。

【干预建议】

将芬太尼透皮贴剂以等效剂量换算为盐酸羟考酮缓释片，并根据阿片类药物剂量滴定原则调整剂量，避免同时使用两种长效强阿片类药物制剂。

案例 112

【处方描述】

（1）患者信息

性别：男；年龄：37 岁。

（2）临床诊断

癌痛；肝细胞癌。

（3）疼痛评估

疼痛部位：肝区；性质：压迫痛；强度：NRS 评分 7 分。

（4）处方

硫酸吗啡缓释片	10mg×28 片	20mg q12h po
氟比洛芬酯注射液	50mg×2 支	50mg bid iv
美洛昔康片	7.5mg×7 片	7.5mg qd po

【处方问题】

联合用药不适宜：氟比洛芬酯注射液和美洛昔康片联合使用不适宜。

【处方分析】

氟比洛芬酯、美洛昔康均属于 NSAIDs，为癌痛治疗的常用药物种类。NSAIDs 虽然没有耐药性和成瘾性，但是血浆蛋白结合率高，镇痛作用均具有"天花板效应"，联合用药对镇痛效果增强有限，反而会增加不良反应发生率，故不能同时使用两种 NSAIDs。但同类药物中，当一种药物治疗效果不佳时，可能另一种药物仍有较好作用，可以换用。

【干预建议】

停用氟比洛芬酯注射液。根据患者疼痛评分，按阿片类药物剂量滴定原则适当增加硫酸吗啡缓释片的剂量。

案例 113

【处方描述】

（1）患者信息

性别：男；年龄：44 岁。

（2）临床诊断

癌痛；肺癌骨转移；胃溃疡。

（3）疼痛评估

疼痛部位：腰背部；性质：胀痛；强度：NRS 评分 6 分。

（4）处方

硫酸吗啡缓释片	30mg×28 片	30mg q12h po
注射用唑来膦酸	4mg×1 支	4mg q3w ivgtt
西咪替丁胶囊	0.2g×28 片	0.2g bid po

【处方问题】

联合用药不适宜：硫酸吗啡缓释片和西咪替丁胶囊联合使用不适宜。

【处方分析】

硫酸吗啡缓释片口服后自胃肠道吸收，与普通片剂相比，口服缓释片血药浓度达峰时间较长，主要在肝脏代谢。而西咪替丁主要通过抑制 CYP2D6 酶来抑制多种药物的代谢。因此，西咪替丁同样能抑制吗啡的肝脏代谢，使其血药浓度增加，可能引起严重的不良反应，如呼吸暂停、精神错乱、肌肉抽搐等。因此，不推荐两药联合使用。

【干预建议】

改用其他抑酸药，如质子泵抑制剂。

案例 114

【处方描述】

（1）患者信息

性别：男；年龄：67 岁。

（2）临床诊断

癌痛；直肠癌；急性上呼吸道感染。

（3）疼痛评估

疼痛部位：腹部；性质：针刺痛；强度：NRS 评分 5 分。

（4）处方

氨酚羟考酮片	330mg×56 片	660mg q6h po
氨麻美敏片	1 片×10 片	1 片 q8h po
蓝芩口服液	20ml×12 支	20ml tid po

【处方问题】

联合用药不适宜：氨酚羟考酮片和氨麻美敏片联合使用不适宜。

【处方分析】

氨酚羟考酮片是由 325mg 的对乙酰氨基酚和 5mg 的盐酸羟考酮组成的复方制剂；氨麻美敏片同样是复方制剂，每片含对乙酰氨基酚 500mg、氢溴酸右美沙芬 15mg、盐酸伪麻黄碱 30mg 和马来酸氯苯那敏 2mg。案例患者服用上述两种药物，对乙酰氨基酚使用日剂量为 4100mg，已超过《癌症疼痛诊疗规范》（2018 年版）推荐的复方制剂中对乙酰氨基酚每日最大用量 1.5g，容易造成肝损害。其他常用的复方感冒药如氨酚伪麻美芬片/氨麻美敏片Ⅱ、酚咖片、复方盐酸伪麻黄碱缓释胶囊、酚麻美敏片均含有对乙酰氨基酚成分（每片/粒含 325~500mg）。

【干预建议】

停用氨酚羟考酮片，改用羟考酮缓释片或等效剂量的吗啡缓释片。

案例 115

【处方描述】

（1）患者信息

性别：女；年龄：57 岁。

（2）临床诊断

癌痛；胰腺癌盆腔、肝转移；急性上呼吸道感染。

（3）疼痛评估

疼痛部位：髋关节；性质：酸胀痛；强度：NRS 评分 5 分。

（4）处方

氨酚双氢可待因片	0.5g/10mg×24 片	2 片 q8h po
复方感冒灵颗粒	14g×9 袋	1 袋 tid po

【处方问题】

联合用药不适宜：氨酚双氢可待因片和复方感冒灵颗粒联合使用不适宜。

【处方分析】

案例患者主诉腰部疼痛，NRS 评分 5 分，处方予氨酚双氢可待因片止痛；患者因受凉，有头晕、鼻塞等感冒症状，予复方感冒灵颗粒对症处理。氨酚双氢可待因片是由 500mg 对乙酰氨基酚和 10mg 酒石酸双氢可待因组成的复方制剂，可广泛用于各种疼痛，包括中度癌痛，还可用于各种剧烈咳嗽，尤其是非炎性干咳以及感冒引起的头痛、发热和咳嗽症状。复方感冒灵颗粒为中成药，主要成分是金银花、佛手、野菊花、三叉苦、南板蓝根、秤星树、对乙酰氨基酚（168mg/袋）、马来酸氯苯那敏、咖啡因。针对中国人群的特征，《癌症疼痛诊疗规范》（2018 年版）推荐，复方制剂中的对乙酰氨基酚用量不宜超过 1.5g/d。案例患者使用对乙酰氨基酚的用量为 3504mg/d，且胰腺癌转移至肝脏，已影响肝功能，所以不推荐使用大剂量的对乙酰氨基酚，容易造成肝损害。其他中成药复方制剂如感冒清片、感冒灵胶囊、维 C 银翘片、腰息痛胶囊中均添加了一定量的对乙酰氨基酚。

【干预建议】

停用氨酚双氢可待因片，改用曲马多、低剂量的羟考酮缓释片或吗啡缓释片。

案例 116

【处方描述】

（1）患者信息

性别：男；年龄：69 岁。

（2）临床诊断

癌痛；胆管癌。

（3）疼痛评估

疼痛部位：腹部；性质：绞痛、胀痛；强度：NRS 评分 2 分。

（4）处方

| 芬太尼透皮贴剂 | 8.4mg×7 贴 | 8.4mg q72h 外贴 |

【处方问题】

其他用药问题：处方不规范。

【处方分析】

《处方管理办法》规定：为门（急）诊癌症疼痛患者和中重度慢性疼痛患者开具的麻醉药品、第一类精神药品注射剂，每张处方不得超过 3 日常用量；缓（控）释制剂，每张处方不得超过 15 日常用量；其他剂型，每张处方不得超过 7 日常用量。

案例患者为阿片类药物耐受患者，长期使用芬太尼透皮贴剂，处方开具芬太尼透皮贴剂为缓（控）释制剂，镇痛效果可维持 72h，该处方共开具 7 贴（8.4mg/贴），为 21 日用量，违反处方管理办法规定，不予调剂。

【干预建议】

重新开具芬太尼透皮贴剂麻精处方，处方不得超过 15 日用量。

案例 117

【处方描述】

（1）患者信息

性别：男；年龄：61 岁。

（2）临床诊断

癌痛；支气管或肺恶性肿瘤；便秘。

（3）疼痛评估

疼痛部位：腰背部；性质：压迫痛、麻痛；强度：NRS 评分 2 分。

（4）处方

盐酸羟考酮缓释片	40mg×28 片	80mg q12h po
加巴喷丁胶囊	0.3g×21 粒	0.3g tid po
塞来昔布胶囊	0.2g×7 粒	0.2g qd po

【处方问题】

其他用药问题：应用阿片类药物止痛时宜常规合并应用缓泻剂。

【处方分析】

案例患者长期服用上述药物，NRS 评分 2 分，疼痛控制良好，但出现了较严重的便秘。阿片类药物的常见不良反应包括便秘、恶心、呕吐、嗜睡、瘙痒、头晕、尿潴留、谵妄、认知障碍以及呼吸抑制等。除了便秘之外，其他不良反应大多是暂时性的或可以耐受的，但应强调把预防和处理阿片类止痛药不良反应作为止痛治疗计划和患者宣教的重要组成部分。

该患者已经出现便秘的情况，考虑与长期服用盐酸羟考酮缓释片相关，需常规合并应用缓泻剂。如果缓泻剂无效，推荐使用甲基纳曲酮；其他的二线治疗药物包括鲁比前列酮、纳洛西酮（FDA 批准用于阿片类药物诱发性便秘），以及利那洛肽（FDA 批准用于特发性便秘）。此外，可考虑通过非药物手段处理癌痛，如通过神经轴索镇痛或神经毁损术，来尽可能地降低阿片类药物的剂量等。

【干预建议】

加用缓泻剂，如乳果糖口服溶液、复方聚乙二醇电解质散等。

案例 118

【处方描述】

（1）患者信息

性别：男；年龄：54 岁。

（2）临床诊断

癌痛；食管癌术后复发。

（3）疼痛评估

疼痛部位：左侧肋间、背部；性质：针刺痛；强度：NRS 评分 6 分。

（4）处方（住院医嘱）

丁丙诺啡透皮贴剂	5mg×1 贴	5mg q7d 外贴
布托啡诺注射液	1mg×2 支	2mg sos im

【处方问题】

其他用药问题：癌痛治疗不规范。

【处方分析】

案例患者为 54 岁住院患者，食管癌术后复发，既往未使用强阿片类药物，诉左侧肋间疼痛，阵发性刺痛，放射至背部，夜间安静时自觉加重，NRS 评分 6 分。入院即予丁丙诺啡透皮贴 5mg 外贴，仍偶有爆发痛，后多次使用布托啡诺注射液 2mg 肌内注射处理。

癌痛治疗不规范，该患者普食，为阿片类药物未耐受患者，住院期间使用长效丁丙诺啡透皮贴剂，不利于剂量的调整，且患者曾出现多次爆发痛，均用肌内注射布托啡诺处理，不符合癌痛首选口服治疗的原则。

【干预建议】

根据阿片类药物剂量滴定原则——调整剂量，疼痛控制稳定后转换为口服的阿片类药物长效制剂，如硫酸吗啡缓释片、盐酸羟考酮缓释片。

案例 119

【处方描述】

（1）患者信息

性别：男；年龄：78 岁。

（2）临床诊断

癌痛；右肺腺癌Ⅲb 期伴结肠转移；慢性肾功能不全；冠心病。

（3）疼痛评估

疼痛部位：左下腹部；性质：牵拉痛、胀痛；强度：NRS 评分 7 分；止痛效果满意，但逐渐出现肌阵挛。

（4）处方

| 硫酸吗啡缓释片 | 30mg×20 粒 | 30mg q12h po |
| 乳果糖口服溶液 | 15ml×14 袋 | 15ml qd po |

【处方问题】

遴选药品不适宜：硫酸吗啡缓释片使用不适宜。

【处方分析】

吗啡口服主要在肝内与葡糖醛酸结合，代谢产物包括吗啡－3－葡糖苷酸（M3G）和吗啡－6－葡糖苷酸（M6G），前者是无活性的代谢产物，后者有活性。吗啡主要以代谢产物的形式经肾排泄。慢性肾功能不全的老年患者慎用吗啡。

案例患者使用硫酸吗啡缓释片后，起初疼痛控制满意，但逐渐出现肌阵挛，考虑肌阵挛与肾功能不全导致的吗啡代谢产物（主要是 M3G）蓄积有关。

【干预建议】

停用硫酸吗啡缓释片，改用芬太尼透皮贴剂。

案例 120

【处方描述】

（1）患者信息

性别：女；年龄：53 岁。

（2）临床诊断

癌痛；乳腺癌。

（3）疼痛评估

疼痛部位：胸部；性质：牵拉痛、胀痛；强度：NRS 评分 6 分。

（4）处方

| 磷酸可待因片 | 30mg×18 粒 | 90mg tid po |

【处方问题】

用法用量不适宜：磷酸可待因片剂量偏大。

【处方分析】

磷酸可待因片：口服，一次 15～30mg，一日 30～90mg。极量：口服，一次 100mg，一日 250mg。

近年来的研究表明，弱阿片类药物与 NSAIDs 在治疗癌痛的疗效方面无显著差异，低剂量强阿片类药物对中度癌痛的镇痛效果显著优于弱阿片类药物，且弱阿片类药物的镇痛效果存在"天花板效应"，因此，推荐中度疼痛患者使用低剂量强阿片类药物。

案例患者中度癌痛，使用弱阿片类药物可待因治疗，镇痛效果不理想，且已经超其极量。

【干预建议】

改用低剂量强阿片类药物，如羟考酮缓释片 10mg q12h；或与 NSAIDs 联合使用，以降低磷酸可待因片的用量。

案例 121

【处方描述】

（1）患者信息

性别：男；年龄：52 岁。

（2）临床诊断

癌痛；乙状结肠癌脑转移；尿潴留。

（3）疼痛评估

疼痛部位：腰背部；性质：胀痛；强度：NRS 评分 8 分。

（4）处方

| 羟考酮缓释片 | 10mg×20 粒 | 10mg q12h po |
| 非那雄胺片 | 5mg×3 粒 | 5mg qd po |

【处方问题】

遴选药品不适宜：非那雄胺片使用不适宜。

【处方分析】

案例患者服用羟考酮缓释片后，出现尿潴留。羟考酮引起的尿潴留主要是由于阿片类药物与 μ 受体相结合，抑制了排尿反射。非那雄胺通过抑制睾酮代谢成为更强的雄激素双氢睾酮（DHT），减少血液和前列腺内的 DHT，以治疗良性前列腺增生（前列腺肥大），并改善尿流。患者尿潴留并非前列腺增生所引起，非那雄胺片用法不适宜。

【干预建议】

改用纳洛酮或外周拮抗剂甲基纳曲酮拮抗羟考酮引起的不良反应，也可以通过热敷患处或人工导尿改善症状。

案例 122

【处方描述】

（1）患者信息

性别：男；年龄：70 岁。

（2）临床诊断

癌痛；结肠癌；帕金森病。

（3）疼痛评估

疼痛部位：腹部；性质：胀痛；强度：NRS 评分 5 分。

（4）处方

盐酸曲马多缓释片	100mg×14 粒	200mg q12h po
盐酸司来吉兰片	5mg×7 片	5mg qd po

【处方问题】

联合用药不适宜：盐酸曲马多缓释片和盐酸司来吉兰片联合使用不适宜。

【处方分析】

　　曲马多为中枢性止痛药，其作用机制主要是曲马多及其代谢物 M1 与 μ 阿片受体结合，以及微弱地阻断去甲肾上腺素和 5－羟色胺的再摄取。司来吉兰为不可逆的单胺氧化酶抑制剂，也具有 5－羟色胺能活性。二者联合使用，容易引起 5－羟色胺综合征。

【干预建议】

改用非单胺氧化酶类药物。

案例 123

【处方描述】

（1）患者信息

性别：男；年龄：73 岁。

（2）临床诊断

癌痛；肺癌；谵妄。

（3）疼痛评估

疼痛部位：胸部；性质：胀痛；强度：NRS 评分 8 分。

（4）处方

硫酸吗啡缓释片	30mg×20 粒	30mg q12h po
地西泮片	2.5mg×6 片	5mg qn po

【处方问题】

遴选药品不适宜：地西泮片使用不适宜。

【处方分析】

案例患者服用硫酸吗啡缓释片后出现谵妄，减量后可缓解，恢复初始用量后，谵妄增强。患者谵妄考虑是服用硫酸吗啡缓释片引起的不良反应，根据《NCCN临床实践指南：成人癌痛》，可以尝试以下方法：①减少剂量或轮换阿片类药物（羟考酮或芬太尼），可能减少神经兴奋性阿片代谢物的积累，同时也改善或维持镇痛；②尽可能减少或不用引起谵妄的药物（类固醇、抗胆碱药、苯二氮䓬类）；③使用抗精神病药物，如氟哌啶醇、利培酮、奥氮平等。地西泮片为苯二氮䓬类药物，可能会加重谵妄。

【干预建议】

停用硫酸吗啡缓释片，改用等效剂量的盐酸羟考酮缓释片或芬太尼透皮贴剂，或降低硫酸吗啡缓释片剂量；停用地西泮片，加用氟哌啶醇、利培酮、奥氮平等抗精神病药。

案例 124

【处方描述】

（1）患者信息

性别：男；年龄：44岁；基因分型：CYP2D6快代谢。

（2）临床诊断

癌痛；结肠癌。

（3）疼痛评估

疼痛部位：腹部；性质：牵拉痛、胀痛；强度：NRS评分5分。

（4）处方

| 磷酸可待因片 | 30mg×12片 | 30mg tid po |
| 乳果糖口服溶液 | 15ml×14袋 | 15ml qd po |

【处方问题】

遴选药品不适宜：磷酸可待因片使用不适宜。

【处方分析】

可待因又称甲基吗啡，口服吸收后，有10%可待因经肝CYP2D6酶脱甲基后转变为吗啡而发挥作用。禁用于已知为CYP2D6超快代谢者。可待因超快代谢患者存在遗传变异，与其他人相比，这类患者能够更快、更完全地将可待因转化为吗啡。血液中高于正常浓度的吗啡可能危及生命或产生致死性呼吸抑制，有的患者会出现药物过量的体征，如极度嗜睡、意识混乱或呼吸变浅等。因此，CYP2D6快代谢者，不适宜使用磷酸可待因片。

【干预建议】

停用磷酸可待因片，改用其他弱阿片药物，低剂量强阿片类药物。

案例 125

【处方描述】

（1）患者信息

性别：女；年龄：66 岁。

（2）临床诊断

癌痛；乳腺癌；麻痹性肠梗阻。

（3）疼痛评估

疼痛部位：胸部；性质：胀痛；强度：NRS 评分 7 分。

（4）处方

盐酸羟考酮缓释片	10mg×10 粒	10mg q12h po
酒石酸长春瑞滨软胶囊	20mg×12 粒	80mg qw po

【处方问题】

遴选药品不适宜：盐酸羟考酮缓释片使用不适宜。

【处方分析】

案例患者服用酒石酸长春瑞滨软胶囊抗肿瘤后，出现四肢麻木、麻痹性肠梗阻等外周神经毒性不良反应。治疗剂量羟考酮兴奋胃肠平滑肌，可提高胃窦张力，减慢胃排空速度；增加小肠及结肠张力，减弱推进性蠕动，延缓肠内容物通过；同时由于回盲瓣及肛门括约肌的张力提高、消化液分泌减少、食物消化延缓以及中枢抑制使便意迟钝，可引起便秘并加重肠梗阻，所以麻痹性肠梗阻禁用羟考酮。

【干预建议】

停用盐酸羟考酮缓释片，改用芬太尼透皮贴 4.2mg 72h；并加用促胃肠动力药（甲氧氯普胺、莫沙必利等）。

参考文献

［1］癌症疼痛诊疗规范（2018 年版）［J］. 临床肿瘤学杂志，2018，23（10）：937－944.

［2］NCCN 临床实践指南：成人癌痛（2019.V3）

［3］癌症疼痛诊疗上海专家共识（2017 年版）［J］. 中国癌症杂志，2017，27（04）：312－320.

［4］癌性爆发痛专家共识（2019 年版）［J］. 中国肿瘤临床，2019，46（06）：267－271.

［5］难治性癌痛专家共识（2017 年版）［J］. 中国肿瘤临床，2017，44（16）：787－793.

［6］肺癌骨转移诊疗专家共识（2019 版）［J］. 中国肺癌杂志，2019，22（04）：187－207.

［7］晚期癌症患者合并肠梗阻治疗的专家共识［J］. 中华肿瘤杂志，2007，29（08）：637－640.

第八章 | 全程化疼痛管理

　　疼痛是一种与实际或潜在的组织损伤相关的不愉快的感觉和情绪情感体验，或与此相似的经历。疼痛可引起患者全身心的痛苦，影响患者的精神状态及睡眠。

　　疼痛评估是合理、有效地进行镇痛治疗的前提，需遵循"常规、量化、动态、全面"的评估原则。规范、全程化疼痛管理，有利于正确掌握疼痛的治疗原则，按评估的疼痛强度给药，并根据动态评估结果不断调整镇痛方案。审方药师需根据患者疼痛评估情况去判断镇痛方案的适宜性。

一、膝关节置换术后疼痛管理案例

患者信息

女性患者，73 岁，158cm，53kg，入院诊断为"双膝关节退变性病变"。

主诉

双膝关节疼痛 3 年，加重 2 个月。

现病史

患者 3 年前出现双膝关节疼痛，自购中成药贴膏（药品名称不详），使用后能缓解，未就医。2 个月前疼痛加重，左膝关节为甚，以胀痛和麻痛感为主，夜间偶发疼痛，影响睡眠，偶尔口服酒石酸唑吡坦片 10mg qn 安眠；活动时 NRS 评分为 6 分，门诊医生予美洛昔康分散片 15mg qd 止痛治疗，用药后疼痛能缓解，夜间能入睡。现为进一步诊治收入院。

既往史

无高血压、糖尿病、冠心病等慢性病史；无吸烟史及酗酒史；无遗传史及家族史。

体格检查

体温 36.3℃，血压 118/90mmHg，脉搏 64 次/分钟，双膝关节疼痛，左膝疼痛为主，为胀痛和麻痛，静息 NRS 评分 3 分，活动 NRS 评分 4 分。

入院第一天

患者完善相关检查后，拟明天全麻下行"左膝关节置换术"。

1. 镇痛方案

药品	用量	用法
塞来昔布胶囊	200mg	bid po

2. 方案分析

（1）患者入院诊断为"双膝关节退行性病变"，入院前已经服用美洛昔康分散片镇痛，疼痛能缓解；入院后考虑继续使用 NSAIDs。临床药师经评估该患者年龄 >65 岁、长期使用 NSAIDs，存在两个胃肠道损伤危险因素，属于中危风险，可单独使用 COX – 2 抑制剂。

（2）预防性镇痛是加速康复外科疼痛管理中的一种常用方法，能有效降低手术应激引起的疼痛程度，减少术后疼痛的发生。国内外指南或专家共识指出术前使用 COX – 2 抑制剂可发挥抗炎、抑制中枢和外周敏化作用；COX – 2 抑制剂能快速通过血 – 脑屏障，且不影响手术患者的血小板功能。

综上所述，患者入院第一天（术前一天）予塞来昔布胶囊镇痛治疗。

入院第二天（手术当天）

患者在手术室全麻下行"左膝关节置换术"，手术时长 3h，术程顺利，出血约 20ml。患者清醒后安返病房，左膝手术部位予冰敷、抬高患肢等物理止痛方法。术后 1h 静息 NRS 评分为 5 分，性质主要为持续性的锐痛、胀痛。

1. 镇痛方案

药品	用量	用法
罗哌卡因注射液	0.2%	术口浸润
氟比洛芬酯注射液	50mg	手术结束时 ivgtt
注射用奥美拉唑	40mg	qd ivgtt

硬膜外镇痛（PCEA）

吗啡 5mg + 1% 罗哌卡因 10ml + 生理盐水 = 100ml

用法：

负荷量：5ml	PCA 量：3ml/次
维持量：2ml/h	锁定时间：20min

2. 方案分析

（1）多模式镇痛方案控制术后疼痛

1）多模式镇痛是加速康复外科疼痛管理中的一种常用方法，而且不独立于预防性镇痛。全膝关节置换术属于重度疼痛手术，大量的循证医学证据表明，多模式镇痛能有效控制全膝关节置换术术后出现的切口痛、炎性痛和神经痛。

2）NSAIDs 是围术期镇痛的基础用药，该患者在手术结束时马上使用氟比洛芬酯注射液能有效阻止致痛因子的合成，从而起到预防镇痛作用。

3）同时联合应用其他镇痛方法如术口浸润镇痛、硬膜外镇痛和冰敷。

（2）该患者 NSAIDs 相关胃肠道损伤风险为中危，且老年患者术后需预防应激性溃疡，故加用质子泵抑制剂"奥美拉唑"。

入院第三天（手术后第一天）

患者无恶心、呕吐；血压、体温、心率、呼吸均正常；半流饮食，肠鸣音 3 次/分钟，有排尿、未排便；术口敷料干洁，无活动性出血；能短距离缓慢行走（约 20 米）；昨晚睡眠尚可，夜间疼醒一次，但能再次入睡。术后第 24h 进行疼痛评估，患者以左膝手术区疼痛为主，静息 NRS 评分 1 分，活动 NRS 评分 3 分，疼痛以胀痛为主，合并锐痛，无麻痛感。

术后疼痛高峰期发生在术后 72h 以内。患者术后 24h 疼痛评估显示该镇痛方案有效，能缓解切口痛及炎性痛，疼痛可降至轻度；未诉有特殊不适或药物不良反应发生，可继续原镇痛方案，动态评估患者疼痛情况及监护药物不良反应。

入院第四天（手术后第二天）

患者无恶心、呕吐；血压、体温、心率、呼吸均正常；改为普通饮食；能多次短距离缓慢行走（约 20 米）；术后第 48h 进行疼痛评估，患者以左膝手术区疼痛为主，静息 NRS 评分 1 分，活动 NRS 评分 2 分，胀痛和锐痛感不明显，无麻痛感。复查患者肝肾功能无异常，停用 PCEA，调整镇痛方案。

1. 镇痛方案

药品	用量	用法
塞来昔布胶囊	200mg	q12h po

2. 方案分析

（1）今日为手术后第二天，下午撤除 PCEA。

（2）患者疼痛已得到有效控制，静息 NRS 评分 1 分，活动 NRS 评分 2 分，患者可进行康复锻炼（下床短距离多次行走），镇痛方案调整为塞来昔布胶囊 200mg q12h。

入院第七天（手术后第五天）

患者无恶心、呕吐；血压、体温正常，心率 74 次/分钟，呼吸 20 次/分钟；患者左膝手术区疼痛不明显，静息 NRS 评分 1 分，活动 NRS 评分 2 分，左膝偶有胀痛感，无锐痛或麻痛感。复查血常规及肝肾功能等无异常，拟下午带药出院，定期门诊复诊。

1. 镇痛方案

药品	用量	用法	带药天数
塞来昔布胶囊	200mg	q12h po	2 天

2. 方案分析及出院教育

（1）国内外研究表明即使在院期间给予良好的术后镇痛，患者出院后会出现持续性的中到重度疼痛。人工关节置换后一段较长的时间内都存在炎性反应，国内外指南和专家共识建议使用 NSAIDs 贯穿整个围手术期。

（2）患者出院前，临床药师对患者进行相关的用药健康教育。

膝关节置换术药物镇痛总结

膝关节及周围存在骨骼、肌肉、关节等组织结构，且神经分布丰富，慢性退变性膝关节炎患者长期存在疼痛症状；膝关节置换术创面大，手术复杂，疼痛尤为明显，故膝关节置换术在骨外科手术中属于重度疼痛手术。同时，膝关节置换术术后强调功能锻炼，这对术后疼痛管理提出了更高的要求。综上所述，膝关节置换术的疼痛管理需贯穿于术前至术后，包括出院后的居家康复。

膝关节置换术药物镇痛方案包括预防性镇痛、多模式镇痛及个体化治疗。预防性镇痛是在疼痛发生之前采取有效的措施，以减轻围术期有害刺激造成的外周和中枢敏化，降低术后疼痛强度，减少镇痛药物的需求。预防和抑制中枢敏化是预防性镇痛的核心。多模式镇痛是将不同镇痛方法、作用机制不同的药物联合使用，发挥镇痛的协同或相加作用，降低单一用药（特别是阿片类药物）的剂量和减少其不良反应，同时可以提高对药物的耐受性，延长镇痛时间。目前，关节置换术多模式镇痛一般为药物联合镇痛＋神经阻滞＋关节局部麻醉。个体化镇痛因不同患者对疼痛和镇痛药物的反应存在个体差异，因此镇痛方法应因人而异，需动态评估患者病情并及时调整用药，达到最佳的镇痛效果和较少的不良反应。

临床药师还应该多与患者及其家属进行用药知识宣教，建立患者及家属的用药安全意识，发挥临床药学专业优势。

二、带状疱疹后神经痛管理案例

患者信息

女性患者，78 岁，150cm，50kg。

主诉

左胸背部带状疱疹后疼痛 2 年多。

现病史

患者 2 年前无明显诱因出现左胸背部刀割样、针刺样、闪电样疼痛，2 天后在疼痛部位出现皮疹，呈散在分布，顶端见小水疱，不过中线，外院诊断为"急性带状疱疹"，予泛昔洛韦片500mg tid po抗病毒、甲钴胺片0.5mg tid po营养神经、塞来昔布胶囊200mg qd po消炎镇痛等治疗后，皮疹结痂消退，但皮损区仍有疼痛。2个月后来我院疼痛科住院，诊断为"带状疱疹性神经痛"，给予加巴喷丁胶囊100mg tid po和度洛西汀胶囊30mg qn po止痛、甲钴胺片0.5mg tid po营养神经等药物治疗，以及局部超激光理疗、皮下臭氧注射、B超引导下棘突旁神经阻滞治疗等，疼痛缓解后出院。患者出院后仍间断至我院疼痛科门诊和外院中药调理治疗，现患者左胸背部仍有针刺痛、紧缩痛，穿衣、触摸等会诱发，今为进一步治疗来我院就医，在门诊诊断为"带状疱疹后神经痛"收入院。患者自患病以来无低热、盗汗，无头晕头痛、吞咽疼痛，无胸闷、心悸、流泪、颜面潮红、视力模糊，精神一般，食欲不振，睡眠不佳，二便正常，体重无明显变化。

既往史及既往用药史

患者5年前因"青光眼"于某医院行"青光眼手术"；3年前确诊为"高血压"，血压最高达180/95mmHg，目前使用降压药甲磺酸氨氯地平片5mg qd po，血压控制在140/85mmHg；2年前确诊为"2型糖尿病"，服用降血糖药阿卡波糖片100mg tid po，血糖控制不满意。

体格检查

体温36.3℃，脉搏93次/分钟，呼吸20次/分钟，血压153/75mmHg，NRS评分6分，神志清醒，对答切题，查体合作。胸廓正常，呼吸运动正常，呼吸节律正常，双肺叩诊呈清音，双肺呼吸音清，未闻及干湿性啰音。脊柱正常，四肢无畸形，关节无红肿、活动自如，四肢肌力、肌张力正常，病理征未引出。左侧$T_3 \sim T_5$神经分布区见皮肤色素脱落，皮肤浅感觉减退，痛觉过敏。

入院第一天

1. 镇痛方案

药品	用量	用法
加巴喷丁胶囊	300mg	qn po
度洛西汀胶囊	30mg	qn po

2. 方案分析

（1）治疗带状疱疹后神经痛的一线药物包括钙离子通道调节剂（普瑞巴林和加巴喷丁）、三环类抗抑郁药（阿米替林）和5%利多卡因贴剂。

（2）加巴喷丁属钙通道调节剂，可与电压门控钙离子通道的α2δ亚基结合，减少兴奋性神经递质的过度释放，抑制痛觉过敏和中枢敏化。加巴喷丁不会诱导或抑制肝微粒体酶，与其他药物无临床相关的相互作用，不经肝代谢，副作用轻微，更适用于老年患者。加巴喷丁的起始剂量为每日 300mg，故该患者选用加巴喷丁镇痛及其用法用量均合理。

（3）该患者既往有"青光眼"病史，行"青光眼手术"，不适宜选用三环类抗抑郁药阿米替林。

（4）该患者长期受神经痛的困扰，睡眠欠佳，情绪不稳定，度洛西汀是一种对 5 - 羟色胺和去甲肾上腺素的再摄取具有双重作用的药物，不仅能够达到缓解疼痛的目的，还可以稳定患者的情绪，从而达到治疗 PHN 的目的，改善患者的睡眠和生活质量。度洛西汀的起始剂量从 30mg 开始，晚上服用，该患者选用度洛西汀及用法用量均合理。

入院第二天

患者诉左胸背部针刺痛、紧缩痛无明显缓解，NRS 评分 6 分，伴痛觉过敏。无头晕胸闷、腹胀腹痛、恶心呕吐。食欲一般，精神、睡眠欠佳。

辅助检查：肾功能示：BUN 15.00mmol/L，CREA 201μmol/L。

1. 镇痛方案

停用度洛西汀胶囊 30mg qn po。

2. 方案分析

（1）根据患者肾功能检查结果计算其肌酐清除率约为 16ml/min；度洛西汀在肌酐清除率小于 30ml/min 时禁用，故入院第二天临床药师建议该患者停用度洛西汀胶囊 30mg qn po。

（2）加巴喷丁胶囊需根据患者肾功能情况进行剂量调整，患者肌酐清除率约为 16ml/min，每日用药总量为 300mg，故给药方案为 300mg qn po。

（3）需进一步根据患者镇痛疗效及不良反应情况进行镇痛药物方案调整，若患者疼痛仍控制不佳，而根据该患者肾功能情况无法增加加巴喷丁胶囊药物剂量，可考虑换药或联用其他镇痛药物。

入院第四天

患者诉左胸背部针刺痛、紧缩痛无明显好转，NRS 评分 5 分。无头晕胸闷、腹胀腹痛、恶心呕吐。食欲一般，精神、睡眠欠佳。

1. 镇痛方案

停用加巴喷丁胶囊 300mg qn po，加用普瑞巴林胶囊 75mg qn po。

2. 方案分析

（1）患者目前已使用加巴喷丁胶囊 300mg qn po 镇痛治疗 3 天，仍诉左胸背部针刺痛、紧缩痛无明显好转，NRS 评分 5 分，考虑该患者疼痛控制不佳。

（2）患者肌酐清除率为 16ml/min，加巴喷丁胶囊每日用药总量不超 300mg，该患者无法继续加大加巴喷丁胶囊的用药剂量。

（3）普瑞巴林是第二代钙离子通道调节剂，增强了与 α2δ 亚基的亲和力，能够缓解 PHN、改善睡眠的情感障碍，该药呈线性药代动力学特征，滴定和起效更快。

入院第五天

患者诉左胸背部紧缩痛好转，NRS 评分 4 分；针刺痛同前，NRS 评分仍为 5 分，伴痛觉过敏。无头晕胸闷、腹胀腹痛、恶心呕吐。食欲一般，精神、睡眠欠佳。

1. 镇痛方案

普瑞巴林胶囊 75mg qn po 调整为 75mg bid po。

2. 方案分析

根据该患者的肾功能情况，普瑞巴林每日总剂量可达 150mg，患者在起始剂量为 75mg qn 的情况下，紧缩痛好转，针刺痛同前，且无头晕、嗜睡、外周水肿等不良反应，故根据患者目前镇痛疗效及不良反应情况调整普瑞巴林剂量为 75mg bid 是适宜的。

入院第七天

患者诉左胸背部紧缩痛明显好转，NRS 评分 3 分；针刺痛同前，NRS 评分仍为 5 分，伴痛觉过敏。无头晕胸闷、腹胀腹痛、恶心呕吐。食欲一般，精神、睡眠欠佳。

1. 镇痛方案

加用曲马多缓释片 50mg qd po。

2. 方案分析

（1）曲马多为治疗 PHN 的二线用药，在患者一线药物效果不佳时可以联用二线用药。

（2）曲马多具有双重作用机制，可同时作用于 μ 阿片受体和去甲肾上腺素及 5－羟色胺受体以达到镇痛效果，可显著缓解 PHN 的烧灼痛、针刺痛及痛觉超敏现象。

（3）针对该患者的针刺痛，可联用曲马多缓释片；同时对于该肾功能不全患者，只需适当延长用药时间，故该患者曲马多缓释片从 50mg qd 开始，用法用量适宜；同时严密监测药品不良反应。

入院第八天

患者诉左侧胸背部无明显紧缩痛，NRS 评分 2 分；针刺痛减轻，NRS 评分 4 分，无痛觉过敏。无头晕胸闷、腹胀腹痛、恶心呕吐。食欲、精神、睡眠一般，二便正常。

1. 镇痛方案

曲马多缓释片 50mg qd po 调整为 100mg qd po。

2. 方案分析

患者在曲马多起始剂量为 50mg qd 的情况下，针刺痛好转，且无头晕、嗜睡、恶心呕吐等不良反应，故根据患者目前镇痛疗效及不良反应情况调整曲马多剂量为 100mg qd 是适宜的。

入院第十天

患者今晨 NRS 评分 2 分，左侧胸背部无明显紧缩痛和针刺痛。无头晕、嗜睡、腹痛、腹胀，睡眠、食欲一般，二便正常。疼痛控制良好，予带药出院。

1. 镇痛方案

药品	用量	用法	带药天数
普瑞巴林胶囊	75mg	bid po	7 天
曲马多缓释片	100mg	qd po	7 天

2. 方案分析及出院教育

（1）带状疱疹后神经痛属慢性疼痛，出院后需继续服用一定疗程的镇痛药物，普瑞巴林胶囊和曲马多缓释片按住院期间的用法用量继续服用，一周后门诊复诊。

（2）出院后每日记录疼痛情况，如出现疼痛加剧或不能耐受的头晕、嗜睡、外周性水肿等症状，应及时返院就诊。

（3）疼痛好转时，镇痛药物患者不能自行骤停，应在医生指导下逐渐减量，直至停药。

带状疱疹后神经痛药物镇痛总结

带状疱疹后神经痛治疗目的是尽早有效地控制疼痛，缓解伴随的睡眠和情感障碍，提高生活质量。带状疱疹后神经痛的治疗应规范化，其原则是尽早、足量、足疗程及联合治疗。

药物治疗是基础，应使用有效剂量的推荐药物，药物有效缓解疼痛后应避免立即停药，仍维持治疗至少 2 周。

临床药师的药学服务实践工作应贯穿疼痛患者的整个治疗过程，对患者进行疼痛评估，参与镇痛方案的制定与调整，实施药学监护及患者用药教育等。

特别关注特殊人群——肝肾功能不全患者镇痛方案的制定，选择安全的镇痛药物品种，调整镇痛药物用法用量。安全、有效、合理、经济的镇痛方案有利于提高疼痛控制率，提高患者的生活质量。

三、癌痛管理案例

患者信息

男性患者，66 岁，169cm，64kg，体表面积 1.77m^2。入院诊断为"癌痛；

左下肺腺癌全身多发淋巴结、双肺、骨转移（T4N3M1 Ⅳ期）"。

主诉

腰背部疼痛 1 个月，近 10 天加重，伴双下肢无力 10 天。

现病史

患者 2 年前体检发现肺癌，在外院行左下肺癌切除术，术后病理：左下肺腺癌，EGFR 检测提示突变型，予厄洛替尼片 0.15g qd po 靶向治疗，治疗期间出现厄洛替尼相关性皮疹（2 度），未予特殊处理。6 个月前无明显诱因出现腰痛，CT 显示：L_1 转移瘤，在外院行转移瘤外放疗，症状稍好转；后曾行 2 次腰椎植入放射性粒子治疗，期间腰背部疼痛减轻。

1 个月前患者再次出现腰背部疼痛，先后使用塞来昔布胶囊、曲马多缓释片镇痛治疗；10 天前腰背部疼痛剧烈，强迫体位，双下肢无力，夜间难以入睡，NRS 为 8 分，当地医院予羟考酮缓释片 40mg q12h po、吗啡缓释片 30mg q12h po、塞来昔布胶囊 200mg bid po 镇痛，针对骨转移已予唑来磷酸 4mg 处理，疼痛较前无明显缓解，今为进一步控制癌痛收入院。

既往史

否认高血压、糖尿病、冠心病；吸烟 30 余年，平均每日 1 包，已戒烟 1 年。

家族史

无特殊。

体格检查

体温 36.5℃，血压 121/76mmHg，脉搏 75 次/分钟，呼吸 22 次/分钟。卧床、强迫体位，NRS 评分 7 分。神志清楚，体形消瘦，贫血面容，面部、颈部、前胸、头皮可见片状红色痤疮样皮疹；左颈部及锁骨上触及多发淋巴结，呼吸运动度左侧减弱，左肺呼吸音弱。双上肢肌力 Ⅴ，肌张力正常；双下肢肌力 Ⅰ，肌张力减低。

入院第一天

1. 疼痛评估

（1）部位　腰背部。

（2）性质　酸、胀痛，间有针刺样疼痛。

（3）疼痛病因　肿瘤骨转移引起的相关性疼痛。

（4）疼痛对睡眠、食欲、人际交往的影响　睡眠、食欲差。

（5）疼痛强度　NRS 评分 7 分，重度疼痛。

（6）疼痛减轻及加重因素　服药后稍缓解。

（7）服药史　该患者阿片耐受。

2. 镇痛方案

药品	用量	用法
盐酸羟考酮缓释片	40mg	q12h po
硫酸吗啡缓释片	30mg	q12h po
塞来昔布胶囊	200mg	bid po
氟比洛芬酯注射液	50mg	bid ivgtt

3. 方案分析 入院镇痛方案由值班医生开具，沿用外院镇痛方案并加用氟比洛芬酯注射液处理。医嘱审核问题：同时使用盐酸羟考酮缓释片、硫酸吗啡缓释片两种长效的强阿片类药物，不符合癌痛治疗原则；同时使用塞来昔布胶囊、氟比洛芬酯注射液两种 NSAIDs 不适宜。

入院第二天（临床药师查房）

1. 相关辅助检查

（1）肺部 + 全腹 CT 肺癌术后，左下肺术后改变，左侧胸膜增厚；慢性支气管炎肺气肿并发肺大疱，左肺纤维钙化灶；多发肝囊肿；左肾囊肿。

（2）胸、腰 MR "腰椎放射性粒子植入术"后复查，考虑椎体骨转移灶部分较前进展，并 T_{12} 椎体压缩变扁，局部许莫氏结节形成；胸、腰椎退行性病变，$L_2 \sim L_3$ 椎间盘膨出。

（3）心电图 轻度 ST – T 改变，意义结合临床。

2. 疼痛评估

结合上述影像学检查结果，并详细询问该患者疼痛出现的时间、持续时间、部位、疼痛性质、有无放射、加重或缓解因素，临床药师考虑该患者疼痛的病因为肿瘤骨转移引起的相关性疼痛。入院后服用镇痛药物，疼痛稍缓解，NRS 评分 6 分，酸、胀痛，间有针刺样疼痛。

3. 镇痛方案

药品	用量	用法
盐酸羟考酮缓释片	70mg	q12h po
硫酸吗啡片	30mg	prn po
乳果糖口服溶液	15ml	tid po
氟比洛芬酯注射液	50mg	bid ivgtt

4. 方案分析

（1）阿片类药物背景剂量调整 阿片耐受的患者，采用羟考酮缓释片进行快速滴定，应将前 24h 所有阿片类药物的总量换算为羟考酮，吗啡（口服）与羟考酮（口服）的剂量转换为 1.5 ~ 2∶1，因此前 24h 羟考酮总量为 110mg。在此基础上，根据患者目前 NRS 评分为 6 分（剂量可增加 25% ~ 50%），予加量 25%（110mg×25% = 27.5mg），即 24h 总量为 137.5mg，结合药物规格，调整盐酸羟考酮缓释片给药剂量为 70mg q12h。

（2）解救剂量　如有爆发痛，给予吗啡即释片处理，予以当日镇痛药物（换算为吗啡剂量）总量 10% ~ 20% 的吗啡片（280mg×10% ≈ 30mg）解救。

（3）联合 NSAIDs　患者诉昨日滴注氟比洛芬酯注射液后疼痛明显缓解，继续使用该药，并停用塞来昔布胶囊。

（4）不良反应防治　患者留置尿管；食欲不振，每次进食 50ml 流质或半流食物，腹胀，腹软，无压痛、无反跳痛。患者已 5 天无大便，考虑与服用阿片类药物相关，予乳果糖口服溶液对症处理。

5. 调整镇痛方案后效果评估

使用上述镇痛方案期间出现 3 次爆发痛（吗啡片 30mg×3 次），其中酸痛 NRS 最高为 6 分，针刺痛 NRS 为 5 分，给予吗啡片处理 1h 后 NRS 为 3 分。患者今日解黄色大便 1 次。食欲不振，睡眠质量较前改善。

入院第三天

1. 镇痛方案

根据前 24h 疼痛评估及用药情况，镇痛药物剂量调整为羟考酮缓释片 120mg q12h po，吗啡片 60mg prn（爆发痛）po。

2. 方案分析

前 24h 羟考酮总量为 185mg（羟考酮 140mg + 吗啡解救剂量转换为羟考酮 45mg），爆发痛 NRS 最高分为 6 分，予加量 30%（185×30% = 55.5mg），即 24h 盐酸羟考酮缓释片总量为 240mg，硫酸吗啡片解救剂量 60mg。

3. 调整剂量后效果评估

酸痛 NRS 最高为 5 分，针刺痛 NRS 为 4 分，2 次爆发痛（吗啡片 60mg×2 次），1h 后 NRS 为 2 分。患者今日解黄色大便 1 次。食欲较前稍好转，睡眠质量较前改善，精神尚可。

入院第四天

1. 镇痛方案

药品	用量	用法
盐酸羟考酮缓释片	120mg	q12h po
硫酸吗啡片	60mg	prn po
乳果糖口服溶液	15ml	tid po
氟比洛芬酯注射液	50mg	bid ivgtt
加巴喷丁胶囊	300mg	qn po

2. 方案分析

给予较大剂量强阿片类药物仍未能控制疼痛，患者腰背部呈放射性针刺样疼痛，发作时疼痛难以忍受，发作不定时，平躺休息无缓解，且该患者腰背部疼痛及异常感觉区域符合躯体感觉神经的解剖分布，考虑该患者合并有癌性神经病理性疼痛。加巴喷丁不仅有抗痛觉异常作用，而且有抑制损伤后周围神经异位放电、脊髓中枢敏感化的作用；且加巴喷丁不诱导肝药酶、不与血浆蛋白结合，也未见有代谢物，该患者目前正在服用厄洛替尼靶向治疗，无药物间相互作用。因此，加用加巴喷丁胶囊300mg，晚上小剂量起用是适宜的。

该患者入院时疼痛明显，NRS评分7分，属重度疼痛，存在肿瘤骨转移引起的伤害感受性疼痛；而羟考酮不仅对于骨转移引起的骨痛治疗有效，且对该患者合并的癌性神经病理性疼痛也有一定作用。因此该患者选用加巴喷丁联合羟考酮镇痛治疗是适宜的。前24h爆发痛次数2次，不需调整羟考酮剂量。

入院第五天

1. 镇痛方案

患者诉腰背部酸痛及针刺样疼痛减轻，酸痛NRS最高为4分，针刺样疼痛最高为3分，无头晕头痛，精神尚可，胃口较前好转，加巴喷丁胶囊剂量调整为300mg bid po。氟比洛芬酯注射液已使用4天，今日停用。予塞来昔布胶囊200mg bid po。

2. 方案分析

加巴喷丁小剂量起用，缓慢加量是适宜的，能更好地观察患者对药物的反应，如观察患者服药后头晕、嗜睡的严重程度。氟比洛芬酯针剂已使用4天，予停用，序贯口服塞来昔布是适宜的。

入院第六天

1. 镇痛方案

患者腰背部酸痛及针刺样疼痛明显缓解，酸痛NRS最高为3分，针刺样疼痛NRS最高为2分，无明显头晕头痛，精神尚可，大便3次，黄色稀烂便，调整加巴喷丁胶囊300mg tid po。乳果糖口服溶液调整为维持剂量15ml qd po。

2. 方案分析

患者每日有大便，乳果糖口服溶液调整为维持剂量15ml qd po是适宜的。

入院第九天

1. 镇痛方案

患者近几日无诉腰背部明显酸痛及针刺样疼痛，酸痛NRS最高为2分，针刺样疼痛NRS最高为1分，调整羟考酮缓释片剂量为90mg q12h po。

2. 方案分析

阿片类药物逐渐减量，减量 25% 是适宜的，并及时评估患者疼痛情况。

入院第十一天

患者腰背部无明显疼痛，已拔出尿管，已解小便，大便正常，精神尚可，胃纳佳，羟考酮缓释片减量为 60mg q12h po。

入院第十三天

患者无诉明显疼痛，疼痛控制良好，予羟考酮缓释片减量为 40mg q12h po，带药出院。

1. 镇痛方案

药品	用量	用法	带药天数
羟考酮缓释片	40mg	q12h po	7 天
硫酸吗啡片	20mg	prn po	7 天（共 7 次用量）
加巴喷丁胶囊	300mg	tid po	7 天
塞来昔布胶囊	200mg	bid po	7 天
乳果糖口服溶液	15ml	qd po	7 天

2. 方案分析及出院教育

（1）出院带药必须按医嘱有规律地按时给药，而不是只在疼痛时服药；羟考酮缓释片要整片吞服，不得掰开、咀嚼，早 8 点、晚 8 点各服一次。加巴喷丁胶囊一次 3 粒，一日 3 次；塞来昔布胶囊一次 1 粒，一日 2 次。如出现爆发痛（突然短暂而剧烈的疼痛），口服备用的吗啡片 20mg 解救，并及时与主管医生取得联系，并在医生指导下调整原镇痛药物方案。

（2）出院后继续预防便秘，乳果糖口服溶液早餐时服用，同时多食富含纤维的食物和水果，保持适当活动也有助于预防便秘。

（3）学会放松心情，听听音乐，消除紧张抑郁心理，保持良好心态。1 周后门诊复诊。

混合型癌痛（伤害感受性疼痛合并神经病理性疼痛）的镇痛总结

疼痛评估是癌痛治疗的基础，而阿片类药物是癌痛治疗的基石，因患者对疼痛及阿片类药物的耐受性个体差异大，所以阿片药物剂量滴定的原则应贯穿整个治疗过程。

癌痛诊疗过程中要注意疼痛类型，混合型癌痛在晚期肿瘤患者中发生率高且难治，当使用较大剂量阿片类药物，疼痛却无明显改善时，需考虑是否合并神经病理性疼痛，药师对于这类晚期肿瘤患者需注意辨别。

医、药、护、患共同努力，才能将癌痛控制良好，提高患者生活质量。

附录

附表 疼痛评估量表

住院号/门诊号：_____   姓名：_____   性别：_____   年龄：_____

初步诊断：_____   评估时间：_____

一、疼痛部位

斜线阴影标示疼痛部位

二、疼痛性质

1. 刀割痛□   2. 酸痛□   3. 胀痛□

4. 针刺痛□   5. 钝痛□   6. 隐痛□

7. 烧灼痛□   8. 绞痛□   9. 肿痛□

10. 电击痛□   11. 撕裂痛□

12. 压榨痛□   13. 牵拉痛□

14. 爆裂痛□   15. 麻痛□

16. 放射性疼痛□ 位置：_____

其他：_____

三、请圈出下面的一个数字，以表示疼痛的程度（0 表示不痛，10 表示最剧烈的疼痛）

1. 能表示您过去 24 小时内疼痛**最剧烈程度**的数字：0 1 2 3 4 5 6 7 8 9 10

2. 能表示您过去 24 小时内疼痛**最轻微程度**的数字：0 1 2 3 4 5 6 7 8 9 10

3. 能表示您在过去 24 小时内**疼痛平均程度**的数字：0 1 2 3 4 5 6 7 8 9 10

4. 能表示您**目前疼痛程度**的数字：0 1 2 3 4 5 6 7 8 9 10

四、目前您正在接受何种药物和治疗控制您的疼痛？有无出现镇痛药物相关的不良反应？

_____

_____

五、请圈出一个百分数，以表示在过去 24 小时内经过镇痛治疗后您的疼痛缓解了多少

0 10% 20% 30% 40% 50% 60% 70% 80% 90% 100%

无缓解   完全缓解

六、请圈出下面的一个数字，以表示在过去 24 小时内疼痛对您的影响（0 表示无影响，10 表示完全影响）

1. 对日常生活的影响　0　1　2　3　4　5　6　7　8　9　10

2. 对情绪的影响　0　1　2　3　4　5　6　7　8　9　10

3. 对行走能力的影响　0　1　2　3　4　5　6　7　8　9　10

4. 对日常工作的影响　0　1　2　3　4　5　6　7　8　9　10

5. 对与他人关系的影响　0　1　2　3　4　5　6　7　8　9　10

6. 对睡眠的影响　0　1　2　3　4　5　6　7　8　9　10

7. 对生活兴趣的影响　0　1　2　3　4　5　6　7　8　9　10

七、疼痛时间

疼痛起始时间_____，发作特点：持续性□　间歇性伴阵发性加重□，间歇痛发作时间_____，持续时间_____，爆发痛：无□　有□_____次/天。

八、疼痛加重因素

白天□　夜晚□　久行□　久坐□　久站□　久躺□　情绪□　体位□　天气□　进食□　失眠□　咳嗽□　排便□　排气□　排尿□　其他_____

九、疼痛缓解因素

_____